TRAITÉ

DU MOUVEMENT MUSCULAIRE;

DE LA SENSIBILITÉ,

DE L'IRRITABILITÉ, &c.

TRAITÉ

DE L'EXISTANCE,

DE LA NATURE ET DES PROPRIÉTÉS *DU FLUIDE DES NERFS*,

ET PRINCIPALEMENT DE SON ACTION DANS LE

MOUVEMENT MUSCULAIRE;

Ouvrage couronné en 1753 par l'Académie de Berlin;

SUIVI DES

DISSERTATIONS

SUR *la Sensibilité des Meninges, des Tendons, &c. l'Insensibilité du Cerveau, la Structure des Nerfs, l'Irritabilité Hallérienne, &c.*

PAR

M. LE CAT, *Ecuyer, Doct. en Médecine, Chirurg. en Chef de l'Hôtel-Dieu de Rouen, Lithotom. Pensionnaire de la même Ville, Profess. Royal en Anatom. & Chirurgie, des Acad. Royales de Paris, Londres, Madrid, Porto, Berlin, Lyon; des Académies Impériales des Curieux de la Nature, & de S. Pétersbourg, de l'Institut de Bologne, Secrétaire perpétuel de l'Académie des Sciences de Rouen.*

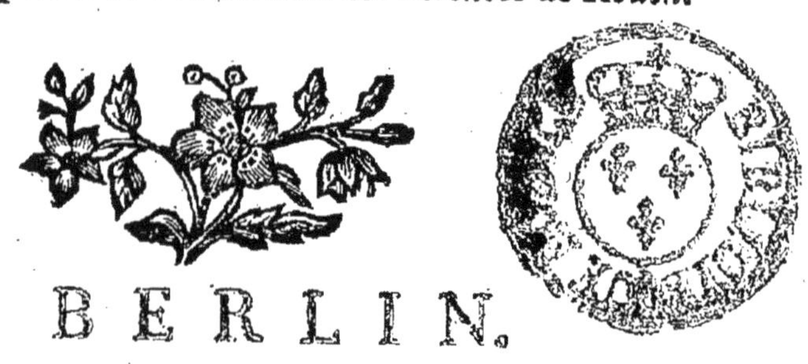

A BERLIN.

M. DCC. LXV.

AVIS

DE L'IMPRIMEUR.

LES Ouvrages annoncés par le titre sont aussi rares que curieux ; on ne les trouve que dans le Recueil des Mémoires pour le prix de l'Académie de Berlin, dont il n'y a guere que les Sçavans du premier ordre qui fassent l'acquisition, parce qu'ils sont principalement remplis de Mémoires de la Physique la plus profonde, de la Géométrie la plus sublime, matieres inaccessibles au très-grand nombre des Lecteurs, même des Lecteurs très-sçavans. Les Pieces que j'imprime ici à part sont à la portée de tous les Physiciens Physiologistes, & ils nous ont été demandées tant de fois séparément, que nous nous sommes déterminés à les imprimer ainsi.

L'Auteur a bien voulu nous fournir quelques corrections & quelques notes concernant le premier Mémoire couronné par l'Aca-

démie ; & il a tellement refondu & si considérablement augmenté la seconde Dissertation, qu'elle est double de celle de la premiere Edition, contenue aussi dans le neuvieme Recueil des Prix de l'Académie. *Il y a même ici des articles entiérement nouveaux, tels que le troisieme*, sur la structure des nerfs & de leurs enveloppes, *le cinquieme sur* l'Insensibilité accidentelle des parties, *que l'Auteur soutient être naturellement sensibles*, & l'Insensibilité naturelle & permanente du cerveau ; & *le sixieme* sur l'Irritabilité hallérienne.

Le suffrage de l'Académie de Berlin, qui a couronné & même assoccié à son Corps célebre, l'Auteur de ces Ouvrages, & en a ordonné la premiere Edition, en fait une apologie, qui a dispensé M. le Cat, de répondre à quelques critiques qu'on a faites de son premier Traité; elle nous dispense, à plus forte raison, de rien ajouter du nôtre à une aprobation aussi authentique & aussi honorable, en faveur de l'Edition améliorée que nous offrons au Public.

PROGRAMME

DE L'ACADÉMIE Royale des Sciences & Belles-Lettres de Prusse, pour le sujet du Prix de l'année 1753.

» COMME par la cessation subite du
» mouvement qu'on observe, lorsqu'on détruit la branche du nerf qui s'insére dans les fibres de quelque muscle, il paroît que le mouvement des muscles & des parties musculeuses dépend principalement de la liaison qui existe entre le cerveau & les muscles par le moyen des nerfs, on demande :

» 1°. *Si cette communication entre le cerveau & les muscles, par l'entremise des nerfs, s'exécute par une matiere fluide, qui fait gonfler le muscle dans son action?*

» 2°. *Quelle est la nature & quelles sont les propriétés de ce fluide?*

A

» 3°. *Enfin de quelle maniere il peut pro-*
» *duire dans les muſcles cette action ſi ſur-*
» *prenante, par laquelle nous voyons le*
» *mouvement & le repos ſe ſuccéder récipro-*
» *quement preſque dans un même inſtant?*

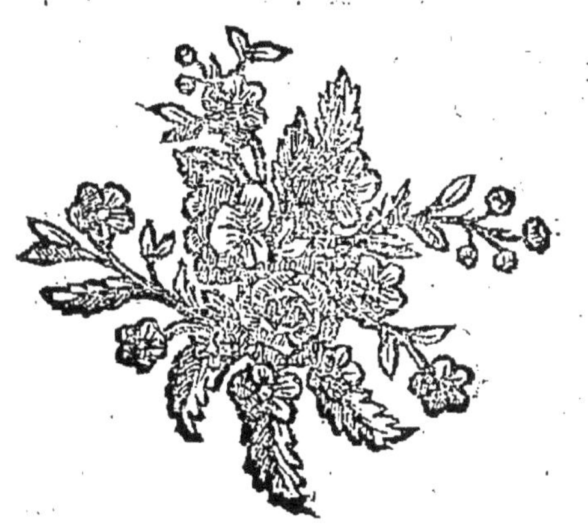

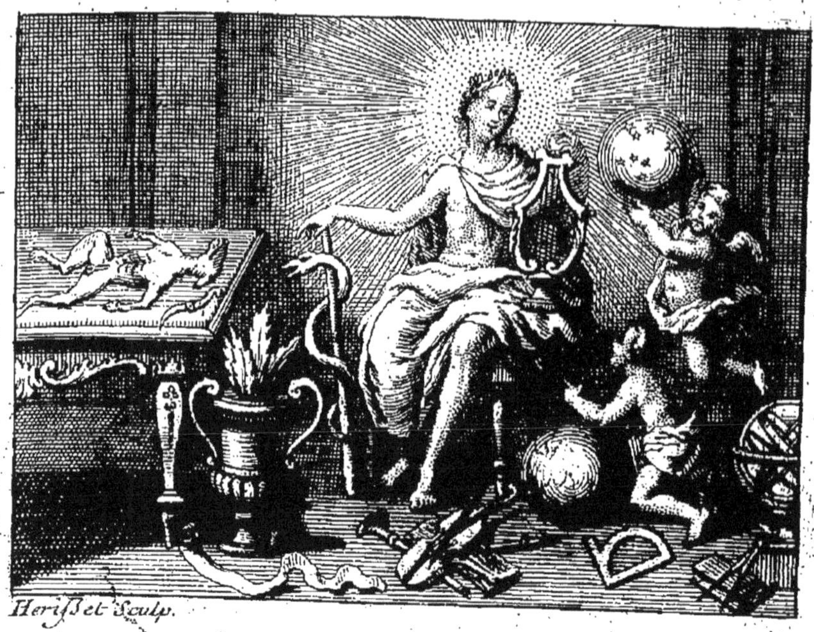

TRAITÉ
DE L'EXISTENCE, DE LA NATURE ET DES PROPRIETES DU FLUIDE DES NERFS, ET PRINCIPALEMENT DE SON ACTION DANS LE MOUVEMENT MUSCULAIRE.

Spiritus intus adest, quò cùm diffusa per artus
Mens agitat molem.

CE Programe renferme une ſuppoſition & trois queſtions dans leſquelles l'Académie propoſe aux Concurrens les quatre circonſtances capitales de la doctrine du mouvement muſculaire.

Ces quatre propoſitions vont faire le ſujet & la diviſion de ce Traité.

ARTICLE PREMIER.

Le mouvement des muſcles & des parties muſculeuſes dépend principalement de la liaiſon qui exiſte entre le cerveau & les muſcles, par le moyen des nerfs.

Nerfs médiateurs entre le cerveau & les muſcles.

L'ACADÉMIE a devancé nos preuves ſur cet article, en citant des expériences en faveur de la propoſition précédente; mais n'en ayant raporté qu'autant qu'il en faut pour établir une probabilité, elle nous donne encore cette médiation des nerfs que comme une ſuppoſition très-probable, dont elle nous laiſſe le ſoin de démontrer la réalité, & dont elle attend auſſi que nous déterminions plus exactement l'étendue. * Ce ſera la matiere des deux paragraphes ſuivans.

Preuves.

* *Il paroît*, dit-elle, *que le mouvement des muſcles, &c. dépend principalement, &c.*

ART. I. Nerfs médiateurs entre le cerveau & les muſcles.

§. I.

Par la deſtruction ou la ligature des Nerfs.

1. L'obſervation citée par l'Académie eſt conſtante. Il ſuffit de détruire la branche du nerf qui s'inſere dans les fibres de quelque muſcle, pour voir ceſſer le mouvement de ce muſcle. Il ſuffit même de lier ce nerf pour produire dans ſon muſcle la même paralyſie. Nous avons répété ces obſervations un ſi grand nombre de fois & avec un ſuccès ſi uniforme, qu'il nous en eſt reſté une conviction entiere de la néceſſité du concours des nerfs au mouvement muſculaire.

Par les accidens.

2. Les accidens journaliers nous aprennent que les luxations des vertebres, qui ſont aſſez complettes pour comprimer la moëlle épiniere ; que les bleſſures, dans leſquelles ce canal s'eſt trouvé coupé en travers, ont été ſuivies ſur le champ ou de la paralyſie de tous les organes muſculaires ſitués au-deſſous de ces vertebres, ou même d'une mort ſubite. (*a*) De ſemblables

(*a*) Traité des maladies des Os, de M. Petit, troiſieme édit. p. 66, 67.

ART. I. Nerfs médiateurs entre le cerveau & les muſcles.

accidens ſur la ſubſtance intérieure du cerveau même, tels que les bleſſures pénétrantes dans le corps calleux (*b*), tels que des commotions totales, des affaiſſemens complets de cette ſubſtance par des coups violens (*c*), ont tué ſubitement, ou au moins très-promptement les ſujets auxquels ils ſont arrivés. Nous avons été pluſieurs fois les témoins oculaires des faits de cette eſpece, qui établiſſent bien ſolidement que le mouvement des muſcles & des parties muſculeuſes, dépend eſſentiellement de la liaiſon qui exiſte entre le cerveau & les muſcles par le moyen des nerfs; mais cette dépendance a ſes bornes & ſes exceptions.

§. II.

Preuves par expériences.

1. Il n'y a point d'Anatomiſte qui, après avoir enlevé le cœur à pluſieurs eſpeces d'Animaux vivans, & avoir par con-

(*b*) Mémoire de M. de la Peyronie ſur le ſiege de l'ame. Académie des Sciences, année 1741.

(*c*) Hiſtoire de l'Académie des Sciences de Paris, année 1705, p. 54.

séquent coupé tous les nerfs qui le lioient au cerveau, ne l'aient encore vu battre plusieurs minutes, & même plusieurs heures après cette séparation. (*d*)

ART. I. Nerfs médiateurs entre le cerveau & les muscles.

2. On a ôté en entier la cervelle à certains Animaux, on leur a coupé la tête, & ils ont encore joui de leurs sens & de leurs mouvemens, six & douze heures après. (*e*) On en a même trouvé dans lesquels la nature elle-même avoit fait ces mutilations, & cependant les avoit fait vi-

(*d*) Jusqu'à six heures & demie après la séparation dans une Anguille. Wodward. Géographie Physiq. in-4°. Préface pag. viij.

(*e*) *Ibid.* Sur des Pigeons, des Grenouilles, &c. Sur des Pigeons & des Chiens, par Messieurs du Verney & Chirac. Transactions Philosophiques, Abrigd. tom. 3. cap. 2. J'avouerai pourtant que ces expériences ne m'ont encore réussi que dans ceux de ces animaux à qui j'avois laissé un peu de cervelle; mais c'est aparemment ma faute. D'ailleurs il y a tant de preuves de la vérité que je veux établir ici que quand les observations de Messieurs Woodward, du Verney & Chirac ne seroient pas exactes, ma proposition n'en seroit pas moins solidement établie.

ART. I. Nerfs médiateurs entre le cerveau & les muscles.

vre (*f*) : Mais enfin tous ces Animaux mutilés, monstrueux, sont morts, tous ces cœurs, tous ces muscles séparés du cerveau & des nerfs, après une courte vie, ont cessé pour toujours de se mouvoir. Ces derniers faits confirment donc la nécessité de la liaison entre le cerveau & les parties musculeuses, pour la vie & le mouvement en général ; mais ils nous aprennent que la nécessité de cette liaison n'est pas essentielle à chacun des mouvemens en particulier de ces organes, qu'elle *n'est point simultanée* ou correspondante à chacun des instans où s'exécutent *ces mouvemens*.

(*f*) Douzieme Conférence de M. Denis, 15 Décembre 1673. Histoire de l'Académie des Sciences année 1703, p. 26, 27, *ibid.* 1704, p. 24, 1711. p. 26, 1712, p. 40, 1716, Mémoire, p. 346, &c. & les Philosoph. Transact. Abridged. vol. 3, part. 1, cap. 2. Enfin, nous avons nous-mêmes les observations de cinq Enfans que nous conservons dans notre cabinet, lesquels sont nez sans cerveau, & la plupart à neuf mois, & vivans lorsqu'on les tira de leur mere. J'en ai eu deux cet hyver dans la même semaine.

ART. I.

§. III.

Nerfs médiateurs entre le cerveau & les muscles.

1. Les nerfs seroient-ils donc les seuls vaisseaux dont les secours suffiroient aux parties musculeuses pour leurs fonctions ? Et ce sang artériel si nécessaire à la vie, ne contribueroit-il au mouvement qu'en fournissant au cerveau & aux nerfs les matériaux de la substance motrice ? STENON, VIEUSSENS, &c. s'étoient assurés, dans le siecle précédent, qu'en liant les artéres qui arrosent un muscle, celui-ci devenoit paralytique, quoique les nerfs fussent très-entiers & très-libres. Nos sçavans & laborieux Modernes ont répété les mêmes expériences, sans faire cesser le mouvement dans ces muscles, ils ont regardé les premieres comme peu exactes ; & ont conclu des leurs, *que l'affluence du sang artériel n'est pas nécessaire au Mouvement musculaire.*

Le sang arteriel concourt au mouvement musculaire.

Ce ne seroit point à nous de prononcer entre ces grands Hommes ; mais il nous est permis, comme à eux, de faire parler les faits.

2. Le 27 Octobre 1751, je liai à un

Premiere Expérience

ART. I. Nerfs médiateurs entre le cerveau & les muscles.

§. III. Concours du sang avec le fluide des nerfs.

chien l'aorte au-dessus de sa division en iliaques.

Le moment suivant, je mis le chien sur ses jambes.

Celles de derriere parurent un peu roides & comme engourdies; néanmoins il en fit des mouvemens qui paroissoient difficiles, comme on en fait avec des membres saisis par le froid.

J'aprochai du feu cette partie de l'animal, pour y entretenir & rapeller la chaleur.

Je le remis sur ses jambes. Celles de devant faisoient leurs fonctions parfaitement; mais celles de derriere s'en acquitoient plus difficilement encore qu'au premier essai.

Je le chauffai de nouveau, & le remis sur ses jambes; il traîna entiérement celles de derriére, & ne pût en faire aucun mouvement, quelque secours qu'on lui donnât; il y avoit environ sept à huit minutes que la ligature étoit faite.

Après sa mort, on examina ma ligature, elle embrassoit la cave & l'aorte au-dessus des iliaques, & une petite portion de mézocolon; mais il n'y avoit aucun nerf sensible compris dans cette ligature.

ART. I. Nerfs médiateurs entre le cerveau & les muscles.

Seconde Expérience

3. Le 4 Novembre 1751, je répétai la même expérience; le chien se soutint & marcha librement sur ses jambes de derriére. Je sentis battre son artére crurale, & je vis que j'avois manqué ma ligature.

Je la recommençai.

Le chien, dans le moment eut les jambes roides, & ne s'en servit que comme on a coutume de se servir de membres engourdis. Ainsi qu'il étoit arrivé dans l'expérience précédente.

Néanmoins ces mouvemens subsisterent encore avec cette difficulté, l'espace de vingt-minutes, au bout desquelles il fut entiérement paralytique, & même il parut insensible; car on lui enfonça une aiguille, sans qu'il donnât le moindre signe de douleur. Mais cette circonstance, quand l'expérience se fait sur une bête, n'est pas toujours une raison de croire qu'elle ne sent rien; car ce chien ne donna non plus aucun signe de sentiment, lorsque je lui ouvris la peau du ventre, & quand je la recousis.

Je lui mis encore les parties engourdies

ART. I. Les Nerfs médiateurs entre le cerveau & les muscles.

§. III. Concours du sang avec le fluide des nerfs.

devant un grand feu, & le mouvement n'y revint pas.

Après sa mort, j'examinai mes ligatures.

La premiere n'avoit pris qu'une portion du mezocolon.

La seconde avoit embrassé l'aorte, la cave, une petite portion du mezocolon, & un gros rameau du Plexus arriere mézenterique; il n'y avoit aucun autre nerf, & l'on sçait que celui-ci même n'a aucun raport avec ceux des muscles des extrêmités.

Réponse aux Objections.

Ces expériences confirment donc celles de Stenon & de Vieussens, sur la nécessité du concours du sang artériel au mouvement musculaire. On a dit contre ces faits, & on peut le répéter à plus fortes raisons, contre nos observations, qu'en ne croyant lier que les gros vaisseaux, qui donnent du sang aux extrêmités inférieures, on y aura compris plusieurs branches de nerfs qui concourent à la formation de ceux qui se portent aux muscles des extrêmités inférieures: Mais, 1°. je puis assurer les célebres Auteurs de ces objections, qu'il n'y avoit dans mes ligatures aucun de ces nerfs; il feroit même aisé de prouver, par la situation de ceux qui concourent à former les nerfs de la cuisse, qu'il ne pouvoit pas y en avoir. 2°. En admettant très-gratuitement cette suposition de la ligature de quelques rameaux qui concourent à former les nerfs des extrêmités inférieures, on ne verroit pas tomber ces parties en paralysie, puisqu'on supose ici qu'au moins les principales origines de ces nerfs sont libres. C'est donc à la supression de l'affluence du sang artériel qu'est due cette paralysie.

ART. I. Les Nerfs médiateurs entre le cerveau & les muscles.

§. III. Concours du sang avec le fluide des nerfs.

Mais d'où vient l'expérience a-t-elle manqué entre les mains des plus adroits Anatomistes ?

Par cette raison, sans doute, qui m'a fait d'abord manquer la seconde des nôtres : Ces Anatomistes, en liant les troncs des artéres, n'auront pas fait cette ligature assez exacte, ou des divisions de ces vaisseaux, supérieures à cette ligature, auront porté dans les muscles assez de sang artériel pour ce qui est nécessaire au concours de cette liqueur.

On n'a, disent-ils, rien aperçu de pareil par la dissection de l'animal.

ART. I. Les Nerfs médiateurs entre le cerveau & les muſcles.

§. III. Concours du ſang avec le fluide des nerfs.

Mais il échape des fautes aux examens les plus rigoureux. Un axiome conſtant, c'eſt que vingt témoins négatifs ne prouvent rien contre un poſitif. La paralyſie des muſcles des extrêmités inférieures, par la ſeule ligature de leurs artéres, eſt un fait poſitif & certain. La dépoſition contre ce fait, par le défaut du ſuccès de l'expérience, n'eſt qu'un témoin négatif qui ne dépoſe vraiment que contre l'expérience.

4. Si la liaiſon, qui ſe trouve entre le mouvement muſculaire & le cerveau par les nerfs, n'eſt pas une dépendance abſolument étroite & *ſimultanée*, comme on vient de le prouver, (§. II.) à plus fortes raiſons la néceſſité du concours du ſang artériel pour ce mouvement, n'aura point de limites plus reſſerrées. Ce concours eſt néceſſaire, mais chaque mouvement n'a pas beſoin, pour ſe produire, d'une impulſion actuelle du ſang. On a vu que les Animaux de nos expériences ont eu l'uſage de leurs muſcles juſqu'à vingt minutes après la ſupreſſion de cette impulſion. On ſçait que la grenouille, l'anguille, &c. dont a ſéparé le cœur, &

par conséquent suprimé la circulation du sang, font encore très-long-tems tous leurs mouvemens. On observe dans des Animaux morts depuis plusieurs heures, mais encore chauds, des mouvemens, des especes de palpitations aux muscles pectoraux; & lorsque ces mouvemens s'affoiblissent ou cessent, on y en excite de nouveaux par des piqûres.

ART. I. Les Nerfs médiateurs entre le cerveau & les muscles.

§. III. Concours du sang avec le fluide des nerfs.

5. Il est donc prouvé, par toutes les observations de cet article, que la *liaison entre les parties musculeuses & le cerveau, par l'entremise des nerfs*, est la premiere & *principale condition* essentielle au mouvement de ces premiers organes, (§. I.) *que celle du cœur par les artéres avec ces mêmes muscles est la seconde.* (§. III.) Et que l'une & l'autre est seulement nécessaire à ce mouvement, comme cause *médiate & générale, mais non pas comme cause immédiate & simultanée* à chacune des opérations de ce mouvement. (§. II. & §. III. N°. 3.) Circonstance digne de l'attention de ceux qui voudront aprofondir cette matiere.

Conclusion de cet Article.

§. III. Concours du sang actuel.

ARTICLE SECOND.

La communication entre le Cerveau & les Muscles par l'entremise des nerfs, s'exécute par une matiere fluide.

CETTE communication n'est possible que de deux manieres, ou par la seule substance du nerf, ou par un fluide qui coule dans ses filieres.

§. I.

Opinion de ceux qui nient le fluide des nerfs.

1. Les expériences nombreuses & authentiques, par lesquelles on a prouvé que les fonctions des organes des sens & du mouvement s'exercent quelquefois, pendant un certain tems, sans aucune communication avec le cerveau, ni même avec la tête, (Art. I. §. II.) ont fait penser à plusieurs Physiciens, que le fluide, que l'on supose couler de ce viscere moëlleux par les nerfs dans tout le reste des organes, est une chimere. Ils ont donc attribué les sensations & le mouvement musculaire à la substance même du nerf.

nerf. Ils sçavoient que ces organes sont composés d'un grand nombre de filets très-fins, très-compactes, très-élastiques. Ils ont regardé ces filets comme autant de cordes analogues à celles des instrumens de musique, comme autant de cordes susceptibles de tous les degrés de tensions, susceptibles de toutes les especes de vibrations, de tous les tons; par les impressions des objets extérieurs. Ces tons, chez eux, sont autant de sensations différentes; & leurs vibrations portées jusqu'au cerveau, jusqu'au *sensorium commune*, jusqu'à l'ame, achevent le méchanisme de cette fonction.

ART. II. Fluide des nerfs.

§. I. Réfutation de ceux qui le nient.

2. Comment les Sectateurs de cette opinion n'ont-ils pas pris garde que toutes les expériences, qui les ont engagés à nier le fluide nerveux, sont encore plus fortes contr'eux que contre les Partisans de ce fluide? Otez le cerveau à une grenouille, à un serpent, que devient le *sensorium commune*, le rendez-vous des vibrations de nos cordes élastiques? Cependant ces Animaux sans cervelle jouissent de tous leurs sens, de tous leurs mouvemens, ils ont les mêmes passions qu'auparavant; ils craignent & évitent le dan-

Réfutation.

Art. II. Fluide des nerfs. ger ; ils donnent des marques de colere quand on les (*a*) irrite, &c. Mettrez-vous leur centre d'oſcillations dans la dure-mere & la pie-mere ? L'amputation de la tête des mêmes Animaux vous l'enleve encore, & ne détruit cependant en eux ni le ſentiment ni le mouvement. J'ai moi-même vu un canard, à qui on avoit coupé la tête, parcourir toute une baſſe-cour.

§. I. Réfutation de ceux qui le nient.

Nos Adverſaires n'ont rien gagné à nier le fluide nerveux ; mais qu'ils ont perdu au contraire à ſe rabattre ſur la ſimple élaſticité des nerfs !

3. Au premier coup d'œil, on peut trouver un air de vraiſemblance au méchaniſme des ſenſations raporté aux diverſes vibrations, aux différens tons imprimés aux nerfs par le choc des corps extérieurs ; mais quelle ſolution peut donner ce ſyſtême apliqué à la contraction des muſcles, ſeconde fonction eſſentielle du ſyſtême nerveux ? Il n'y a plus ici d'objets extérieurs qui ſecouent nos cordes, plus d'archet qui en tire des ſons, & quand on y en ſupoſeroit, où nous meneroient de

(*a*) Voyez Wodward à l'endroit cité.

ſimples modulations plus ou moins harmonieuſes ou diſſonantes ? Il s'agit ici d'une action de vigueur qu'une ſubſtance impérieuſe ordonne, & qu'une puiſſance ſubalterne exécute. Eſſayez donc, Antagoniſte du fluide nerveux, de nous démontrer les caracteres & les fonctions de ce Miniſtre fidele de l'ame, contractant nos fibres par la ſeule élaſticité des nerfs. Expliquez-nous comment ſa volonté transforme alors cette diſpoſition à de ſimples vibrations, en contractions puiſſantes qui ſe forment & s'évanouiſſent auſſi vîte que les éclairs.

ART. II. Fluide des nerfs.

§. I. Réfutation de ceux qui le nient.

4. Mais non; Ne vous livrez pas à des tourmens ſuperflus; je vais abreger vos travaux, en démontrant leur inutilité & l'inſuffiſance de vos principes dans les circonſtances mêmes où vous en croyez l'aplication la plus heureuſe, dans ces ſenſations, à l'aplication deſquelles les divers tremouſſemens des cordes nerveuſes vous ont paru ſe prêter ſi naturellement.

Quels faits anatomiques ont pu vous autoriſer à tranſporter dans le ſyſtême des nerfs le méchaniſme réſervé à l'art des Lully & des Rameaux. Où ſont, dans l'économie animale, ces cordes tendues &

ART. II. Fluide des nerfs. analogues à celles dont les Gaviniés & les Mondonvilles tirent des sons si touchans? Quoi de plus mou, de plus friable, à son origine, que le nerf? Suivez-le delà jusques dans les extrêmités, vous le trouverez d'une substance ferme à la vérité; mais vous verrez que cette corde est lâche, qu'elle fait, dans ses divers trajets, des contours, des inflexions de toutes especes. Remarquez jusqu'où va l'excès de cette inflexion & de ce relâchement dans les nerfs de la partie interne du bras, lorsqu'il est plié.

§. I. Réfutation de ceux qui le nient.

Examinez ensuite ce qui environne les nerfs. Voyez comme ils sont matelassés de tous côtés par des parties molles, par des graisses. Mettez dans un pareil état une corde de Violonchelle, dont la solidité & l'élasticité sont si supérieures à celles des nerfs, & vous verrez combien ces propriétés lui deviendront inutiles.

5. Vos vibrations favorites se portent de l'organe des sens le plus éloigné au *sensorium commune*, par une continuité non interrompue du filet nerveux affecté. Mais cette continuité est une pure suposition, contre laquelle les faits déposent hautement. Le raport des troncs de nos vaisseaux liquoreux à leurs branches est

comme un à plusieurs milliers. L'inégalité des principes des nerfs à leurs rameaux est encore bien plus grande. D'un seul ganglion, qui devra son origine à un filet nerveux, naîtront cent autres filets presqu'aussi gros que le premier; & de ces seconds filets mille autres. Cette généalogie est sensible dans la foible origine, & la fécondité prodigieuse du nerf intercostal, dans celles de la portion dure. Dans celles des ganglions semi-lunaires, dans ces vastes plexus qui remplissent de leurs rézeaux les viscères de la poitrine & du bas-ventre. Mais n'y eût-il qu'un seul de ces filets qui se terminât à un plexus, à un ganglion, la vibration, la sensation, dont il est l'organe, s'y perdroit, s'y confondroit & détruiroit votre hypothèse. Sa perte est donc écrite dans le plan même de ces organes que le scalpel nous découvre.

ART. II. Fluide des nerfs.

§. I. Réfutation de ceux qui le nient.

§. II.

Preuves directes du fluide nerveux.

La liaison entre le cerveau & les muscles par les extrêmités des nerfs ne pouvant être, (§. I.) l'effet de la seule substance des nerfs, il s'ensuit qu'on doit nécessairement l'attribuer à un fluide qui remplisse les

ART. II. Fluide des nerfs.

filieres de cet organe : Mais ce fluide n'auroit-il pas lui-même ses preuves particulieres & directes.

§. II. Preuves de son existance.

1. J'ai lié, d'après Bellini, le nerf diaphragmatique, son muscle est tombé en paralysie.

Mais un simple fil, qui serre une corde de Violonchelle, ne l'empêche pas de rendre du son. Ce n'est donc point en suprimant des vibrations, que ma ligature a fait cesser la fonction de ce nerf pour le mouvement du diaphragme ; c'est donc en suspendant le cours ou l'action d'un fluide, effet ordinaire des ligatures faites aux vaisseaux de tous genres.

2. Puisque le nerf est un vaisseau rempli de fluide, la ligature doit à la vérité intercepter le cours de celui-ci ; mais ce canal étant fourni de suc nerveux depuis cette ligature jusqu'au muscle, cette portion ne doit-elle pas au moins faire sa fonction, si elle est excitée par quelque cause qui suplée à l'affluence du cerveau, ou à la communication avec cet organe suprimées par la ligature ? Ces conjectures sont raisonnables & confirmées par l'expérience. Nous avons pris entre deux doigts, d'après le grave Auteur cite, le

nerf diaphragmatique, & nous l'avons comprimé en glissant les doigts depuis la ligature jusques près du muscle, comme pour pousser vers celui-ci le fluide nerveux, & le diaphragme s'est mis en mouvement. Cette friction cessant, le muscle redevenoit paralytique. En la recommençant, il se remettoit en jeu; cette manœuvre a été répétée plusieurs fois de suite, cependant à la fin la friction devenoit inutile; elle n'étoit plus suivie du mouvement du muscle, comme si le vaisseau nerveux se fût épuisé de fluide. L'effet de cette friction ne sçauroit être attribuée aux vibrations du nerf. Une corde à Violon entre deux doigts ne donne plus de son, Comment le nerf dans le même état donneroit-il des vibrations, lui qui les perd, dit-on, par la simple ligature d'un fil. C'est donc vraiment un fluide contenu dans le nerf que l'on excite, par cette friction, à mouvoir le muscle, & sur qui cette opération ne devient inutile que quand il est épuisé.

ART. II. Fluide des nerfs.

§. II. Preuve de son existance.

3. Mais comment ce fluide est-il excité? Est-ce par un mouvement progressif? Est-ce par une impulsion vers le muscle qui lui soit donnée par les doigts à la fa-

ART. II. Fluide des nerfs.

con des liqueurs ordinaires ? C'eſt aux expériences à décider encore cette queſtion.

Preuves de ſon exiſtance.

Au lieu de comprimer le nerf de haut en bas, ou depuis la ligature juſques vers le muſcle, nous l'avons fait, comme M. Ferrein, de bas en haut. Le diaphragme a de même repris ſon mouvement.

Nous ne l'avons frotté dans aucun ſens, mais nous l'avons piqué avec une aiguille, & le muſcle s'eſt contracté comme dans les expériences précédentes.

Ce n'eſt donc point par la force d'une impulſion imprimée à ce fluide que l'expérience a réuſſi, mais par un mouvement excité en lui par la douleur : ainſi que nous acheverons de l'expliquer, quand les Articles ſuivans nous en auront fourni les principes.

ARTICLE TROISIEME.

De la nature & des propriétés du Fluide nerveux.

AUTANT l'exiſtence du fluide des nerfs paroît évidente, autant ſa nature & ſes propriétés ſont obſcures. Il eſt le fluide inſtrument du mouvement & du ſentiment. C'eſt le ſeul de l'économie animale qui ſoit lié réciproquement & immédiatement avec l'ame, & ſi immédiatement que l'éclair n'eſt pas ſi prompt que leur correſpondance & l'obéiſſance de ce fidèle Miniſtre.

Le cerveau eſt ſon filtre & ſon réſervoir. Celui-ci porte bien tous les caractères d'un organe des ſecrétions. Il a, comme les reins, vers ſa ſurface, une ſubſtance corticale ou cendrée faite d'une infinité de petits grains qu'on retrouve dans tous les ſecrétoires. Sa partie médullaire eſt compoſée de filieres, dont les directions ſont viſibles, quoique la fineſſe de leurs cavités échape à tout l'art du Microſcope, & les nerfs qui charient le fluide filtré

Art. III. Nature & propriétés du fluide nerveux.

ajoutent à ces filieres imperceptibles une délicatesse telle qu'on doit la concevoir dans la source de la sensibilité même. Néanmoins les matériaux de ce fluide précieux sont portés dans ce filtre par les artéres carotides & vertébrales.

§. I.

Le fluide animal n'a point sa source dans nos liqueurs.

Qu'est-ce que nos liqueurs peuvent fournir au cerveau pour la fabrique d'une substance aussi sublime ?

1. Il est trop évident que la partie rouge & sulfureuse du sang ne passe point la substance corticale, & ne s'insinue point dans ces secrétoires, dont la blancheur égale celle de la neige.

Il n'est pas de l'eau.

2. Seroit-ce la partie séreuse ou aquatique qui enfileroit ces filieres médullaires ? A quoi bon tant d'artifice pour ne filtrer que de l'eau ? Les reins, les organes salivaires font cet office, & ont bien peu de ressemblance avec le cerveau. Les extrêmités artérielles seules, qui parcourent la surface du foie, de la rate, &c. sous le nom de lymphatiques, filtrent & charient de la lymphe, & ils ne ressemblent point du tout au secrétoire du fluide ner-

veux : Et quand celui-ci leur ressembleroit parfaitement, quelle aparence que l'instrument immédiat du mouvement & du sentiment ne soit que de l'eau ?

ART. III. Nature & propriétés du fluide nerveux.

§. I. Le fluide animal ne se tire pas de nos liqueurs.

Il n'est point de l'huile.

3. Nous ne mettrons pas sur les rangs les liqueurs huileuses, sulfureuses que contiennent nos artéres, & qu'elles déposent dans les tissus cellulaires ou graisseux qui leurs sont destinés, ou qu'elles conduisent dans le foie, pour concourir à la formation de la bile.

Ce sont les seuls usages que la nature en pourroit faire ; les huileux, naturellement ennemis des parties nerveuses, eussent cautérisés & corrompus les filiéres des nerfs.

Il n'est pas un esprit volatil & dianique.

4. Nos liqueurs, dira-t-on, n'ont pas toutes la grossiéreté de celles que vous venez de parcourir, elles sont pénétrées de soufres & de sels volatils, & c'est cette vapeur subtile qui, filtrée par le cerveau, forme le fluide des nerfs.

L'expérience renverse cette frivole hypothèse. Autant ces volatils semés dans nos liqueurs y sont utiles & avantageux, autant rassemblés & portés assiduement sur les nerfs, ils en desséchent & ruinent la tissure. Jugez seulement de leur impres-

ART. III. Nature & propriétés du fluide nerveux.

sion sur ces organes, & de leur antipathie, si l'on peut dire, par l'effet de l'esprit volatil de Sel ammoniac sur l'organe de l'odorat.

§. I.

Le fluide animal ne se tire pas de nos liqueurs.

Il n'est pas de l'air.

5. L'air, que contiennent nos liqueurs, n'a pas plus de droit que les fluides précédens, à passer dans nos nerfs. Les expériences de Muschenbrock, & j'ose dire, les nôtres mêmes, prouvent qu'il ne passe point par les pores de nos membranes, de nos organes accessibles à l'eau & à l'huile. Comment les filiéres du cerveau & des nerfs lui seroient-elles accessibles? D'ailleurs il a une dilatabilité, une vertu expensive si terrible, qu'il exposeroit ces canaux à des éruptions, à des especes de volcans bien dangereux dans des organes aussi précieux.

Il n'est pas une matiere du feu.

6. La matiere du feu, la matiere électrique supposée, démontrée même dans notre substance, a flatté par sa subtilité & son élasticité nos plus célebres Physiciens. Mais que ce fluide est encore grossier & éloigné d'avoir les qualités sublimes de l'associé de notre substance pensante.

Le feu empêche nos liqueurs de se condenser, il les divise, les raréfie, entretient enfin leur fluidité: En pénétrant nos solides, il les dilate, il les épanouit, pour ainsi dire. Voilà ses usages dans l'économie animale ; voilà en quoi il concourt au jeu de toute cette machine, & il opere tous ces effets par l'action de molécules assez grossieres pour choquer les globules de nos liqueurs, pour avoir prise sur elles ; car des molécules plus fines que celles du feu, telles que sont, par exemple, celles de la lumiere, passeroient librement à travers des pores de nos liqueurs & de nos solides, peut-être sans les toucher & assurément sans les remuer. Le rôle important, que joue le feu dans notre machine, démontre donc deux choses, sa grossiereté & sa véritable destination ; ce qui nous fait une double assurance qu'il n'est pas la matiere du Fluide nerveux. Son exclusion entraîne nécessairement celle de la matiere électrique, qui n'en différe que par des soufres, par des matieres phosphorales plus grossieres encore que le feu, auquel, comme les huiles, le suif & la cire, elles servent d'alimens ; aussi ces phosphores volatils frapent-ils l'odorat de la même maniere que celui qu'on tire de l'urine, & ces soufres subtils sont susceptibles de déflagration & d'explosions, com-

ART. III. Nature & propriétés du fluide nerveux.

§. I. Le fluide animal ne se tire pas de nos liqueurs.

Il n'est pas une matiere électrique.

ART. III. Nature & propriétés du fluide nerveux.

§. I. Le fluide animal ne se tire pas de nos liqueurs.

me la poudre à canon ; tous effets qui caractérisent une matiere grossiere, solide, qui a celle du feu pour âme ou pour mobile, & qui par conséquent est moins propre encore à devenir le fluide des nerfs. Envain prétend-on que par la solidité de ses particules il a plus d'affinité avec le nerf, & que par-là il doit particuliérement s'y joindre; si cette affinité suivoit les raports de la solidité, ce seroit avec les os & non avec les nerfs que le feu devroit s'allier : mais non, la nature en décide autrement, & c'est aux graisses & aux huiles, matieres les plus molles de l'économie animale, qu'elle a accordé cette affinité avec le feu, qui, concentré dans ces substances, les compose presqu'en entier. Enfin, une derniere preuve acheve de dissiper ce feu follet qui a leuré quelques Physiciens. On a vu cidevant, (Art. 1. §. 1. Nº. 1.) que la ligature du nerf suspend l'action de son fluide. Un pareil obstacle pourroit-il arrêter la propagation & les vibrations de la matiere du feu. Suprime-t-on la vertu électrique communiquée le long d'une corde, par la simple ligature de celle-ci? C'est un excès qui a suivi toutes les grandes découvertes que ce projet de les apliquer indiſtinctement à tous les phénomenes. Dans le ſiecle paſſé tout ſe faiſoit en Phyſique par la matiere ſubtile ; & en Médecine, par la circulation, la tranſpiration, &c. Aujourd'hui les vertus attractives & électriques ont envahi les deux empires.

ART. III. Nature & propriétés du fluide nerveux.

§. I. Le fluide animal ne ſe tire pas de nos liqueurs.

7. La matiere de la lumiere a, ſans doute, plus de droit que toutes les précédentes à la place diſtinguée qu'il s'agit de remplir dans l'économie animale. Sa ſubtilité, ſa nobleſſe, lui donne la prééminence ſur toutes celles qui affectent nos ſens. Mais elle affecte nos ſens ; & celle que nous cherchons doit être affectée dans ces mêmes ſens. Eſt-il probable que ce même principe porte l'impreſſion ſur l'organe & l'y reçoive ? L'organe de l'ouie a un air intérieur qui paroît recevoir les vibrations de l'extérieur. L'organe du goût a des liqueurs & des mucilages preſque analogues aux ſucs ſavoureux des alimens ; mais ni les uns, ni les autres ne reçoivent en effet la ſenſation du fluide extérieur, ils ne font que tranſmettre, propager ſon impreſſion juſqu'à l'organe de la ſenſation, juſqu'à l'organe plein du fluide ner-

Il n'eſt pas une matiere de la lumiere.

Art. III. Nature & propriétés du fluide nerveux.

veux, & enfin jusqu'à ce fluide même; qui ne peut pas être de la même nature que ce milieu extérieur; puisque celui-ci est d'autant d'especes différentes, qu'il y a de sens différens.

L'insuffisance de la lumière à faire le fluide nerveux va se démontrer d'elle-même dans un fait qu'elle nous fournit en portant dans nos yeux l'image des objets. M. Mariotte a démontré, (a) que la portion de cette image, qui tombe sur la partie moëlleuse du nerf optique, n'affecte point ce sens; elle n'est point vue: c'est une espece de trou, de place noire qui se trouve dans l'image. Cependant la lumiere, en frapant la partie moëlleuse & intérieure du nerf, rencontre immédiatement le fluide qui le remplit, & si elle lui étoit analogue, elle l'affecteroit, sans doute, & bien plus vivement qu'à travers les solides qui le couvrent dans le reste de l'organe. Il n'y a donc encore nulle proportion entre la matiere de la lumiere & le fluide des nerfs.

(a) Oeuvres de Mariotte, in-quarto, pag. 495, ou Journal des Sçavans, année 1668.

§. II.

Art. III. Nature & propriétés du fluide nerveux.

§. II.

§. II. Notions préliminaires pour remonter à sa véritable source.

L'exclusion de celle-ci confirme celle de toutes les précédentes, & nous conduit à nous dégager des préjugés qui nous ont jusqu'ici fait chercher ce fluide parmi ceux qui affectent nos sens.

Que notre ame s'éleve & qu'un beau feu l'éclaire,
Que les petits objets cessent de nous distraire. (a)

1. C'est dans le plus vaste systême de la nature, c'est dans la chaîne immense de tous les Etres qu'il faut chercher le fluide des nerfs.

Tantæ molis erat nervosum nosse ligno-rem.

En effet, quel est ce fluide objet de nos discussions ? C'est, avons-nous dit, l'instrument du mouvement & du sentiment; c'est une substance médiatrice entre l'ame & le corps. Partons de ce point de vue.

(a) Pope, Essai sur l'homme.

Art. III. Nature & propriétés du fluide nerveux.

Chaînes des Etres.

Nuances insensibles de ses chaînons.

LA NATURE NE FAIT RIEN PAR SAUT. Elle a gardé, dans l'ordre des Etres, la même progression insensible qu'elle observe dans toutes ses opérations. Elle a établi, depuis la Pierre la plus brute jusqu'à la Créature la plus sublime, la plus spirituelle, une échelle, dont tous les degrés sont imperceptibles ; & par ces nuances vraiment dignes d'elle, elle a lié entr'eux les genres les plus disparates, elle a introduit l'harmonie dans un univers tout rempli de parties discordantes. Restreignons ces généralités aux objets qui regardent plus particuliérement notre question. Elle a réuni, par des nuances insensibles, les Regnes minéral, végétal & animal, la brute & l'homme, genres en eux-mêmes si essentiellement différens.

Les Coraux, les Madrepores, le *Lithophytes* enfin, sont des Etres mitoyens entre la pierre & la plante : La Sensitive, le Polype, l'Animal-fleur, les Zoophytes, en un mot, sont des milieux entre la plante & l'animal : *Le Singe Ourang-Outang, l'Homme des Bois* n'est-il pas aussi une espece de milieu entre la brute & l'homme. (*b*)

(*b*) Nous avons vu en France l'an 1740, cet

Quelle eſt la nature particuliere de ces Etres mitoyens, qui réuniſſent ainſi deux

Art. III. Nature & propriétés du fluide nerveux.

---

homme des Bois, que ceux qui le montrent, apelloient Kimpezé, au lieu de Chimpanceze qui eſt le nom que lui donnent quelques Auteurs ; nous l'avons vu rire, pleurer, donner pluſieurs autres marques de ſa ſupériorité ſur les autres animaux. Quoique la vivacité étourdie de preſque tous les ſinges les rende peu capables d'attachement, je crois que cette eſpece-ci en eſt ſuſceptible à un degré qui l'emporte peut-être ſur celui du chien, le ſymbole de la fidélité ; & je ne ſuis pas étonné de ce qu'on raporte d'un Capitaine Anglois qui étoit parvenu à inſtruire un de ces hommes des Bois à lui ſervir de valet. J'ai vu Kimpezé donner tout naturellement à des gens avec qui il avoit fait connoiſſance des marques d'amitié qu'on ne reçoit pas, communément, des animaux domeſtiques les plus chéris & les mieux éduqués, comme de ſauter au cou, d'embraſſer tendrement, &c. & cela avec cette affection qu'on voit aux enfans qui font ces careſſes à leurs meres ou à leurs nourrices. Roëmer, dans ſa *Relation de la Côte de Guinée*, parle d'une race de Négres antropophages, dont la phyſionomie aproche de celle du tigre & qui déchirent à belles dents les bras & les cuiſſes des autres eſclaves qu'on a l'imprudence de leur aſſocier. Si le Voyageur dit vrai, eſt-ce que Kimpezé ne ſeroit pas, à cet égard, d'une eſpece ſupérieure même à ces hommes maures, plus tigres qu'hommes.

Le Portrait de notre Ourang-Outang que M. Deſcamp mon Confrere, a bien voulu me faire,

Art. III. Nature & propriétés du fluide nerveux.

extrêmes ? c'est la combinaison même de ces extrêmités, c'est la réunion du dernier ou suprême degré, du genre subalterne, avec le premier ou moindre degré du genre supérieur.

Caracteres distinctifs du fluide des nerfs.

Ces traits *caractérisent le fluide des nerfs, espece d'Être amphybie, matiere par son impénétrabilité & sa puissance impulsive, mais suprême espece de cette classe, il est en même-tems affecté par son Auteur, d'une nuance supérieure qui le lie avec l'Être immatériel, & par-là l'annoblit & l'éleve à cette nature mitoyenne qui le caractérise & fait la source de toutes ses propriétés.* Quelle étoit donc votre erreur, illustres Physiciens, de chercher un semblable Etre parmi des matieres du ressort de nos sens. (*c*)

§. III.

Esprit universel source du fluide animal.

1. Pour trouver la source de cette substance sublime, ouvrez seulement les yeux,

---

étant le plus ressemblant que j'aie vu, j'en offre avec plaisir la gravure à mes Lecteurs, & j'y joins celle de la femelle de son espece à peu près, presentée au Prince d'Orange Fréderic Henri. *Pl. 1.*

(*c*) Je me doutois bien que cette espece d'*Etre amphybie* révolteroit certains Lecteurs, & qu'ils me ſcrutateurs de la nature, & vous la reconnoîtrez dans tous les Etres, & ſur-tout dans tous ceux auxquels vous accordez quelque eſpece de vie.

Art. III. Nature & propriétés du fluide nerveux.

Cet eſprit fécond, qui concentré des années entieres, dans le gland d'un Chêne, ſe dévelope dans les entrailles de la terre, & donne l'accroiſſement & la vie à ce grand arbre; celui que l'œuf ou la

pouſſeroient à toute rigueur pour leur définir cette nuance ſupérieure qui le lie avec l'Etre immatériel, &c. Je m'engage à le faire dès que le plus habile d'entr'eux m'aura mis au clair l'*ame ſenſitive*, *apétitive*, *bêtement raiſonnable*, & cependant *matérielle* & *mortelle* des animaux; cette ame qu'ils ont dans le ſang & qu'ils rendent avec lui : Opinion que je n'adopte pas à la vérité, mais qui eſt celle de tous ou preſque tous les Théologiens des ſiecles précédens, dont la Religion, je crois, valoit bien celle de nos ſcrupuleux d'aujourd'hui; opinion enfin qui eſt encore celle du plus grand nombre des Docteurs très-orthodoxes de notre tems. *Anima ſenſitiva eſt actus primus corporis phyſici organici, poteſtate vitam ſenſitivam habentis... Potentiæ autem genericæ animæ ſentientis tres ſunt, ſcilicet, ſenſus, appetitus & vis motrix..... nimirum animalia cognoſcunt*, &c. Barbay Phyſica.. tom. II. p. 438. Or Barbay étoit le Livre claſſique de tous les Colléges, de tous les Séminaires du Siecle de Louis le Grand.

ART. III. Nature & propriétés du fluide nerveux.

liqueur spermatique d'un animal contient, & qui, réveillé par les opérations de la génération, produit & anime cet autre chef-d'œuvre. Tout cela n'est que notre fluide diversifié par les diverses nuances que lui donnent les différens organes, & les divers alliages auxquels il s'associe. Sa source est dans tous les fluides, dans tous les matériaux de l'Univers, où il est le ministre des volontés de son Auteur, comme introduit chez nous il devient l'agent de l'Etre qui nous anime.

Les organes de la respiration sont la pompe qui nous le fournit.

2. L'Animal qui respire ne met pas beaucoup notre esprit à la torture, pour deviner l'organe, par lequel il reçoit principalement cette précieuse influence. C'est, sans doute celui qui, étant sans cesse ouvert à l'air & aux fluides de l'Univers, d'une part, & de l'autre communiquant avec le plus vaste confluant de nos liqueurs, établit entre les deux fluides le plus ample commerce qu'on puisse y concevoir. Or tel est seul l'organe de la respiration.

L'air des Poumons n'entre pas dans le sang.

3. On sçait, par les expériences de Muschenbrock, que j'ai répétées & multipliées, que l'air reçu dans les poumons est trop grossier pour passer dans le sang que la grosse artére pulmonnaire y dépose ; cet

ART. III. Nature & propriétés du fluide nerveux.

air procure ſeulement, par ſon contact, à ce ſang raréfié & comme diſſous par les frottemens de la circulation, le rafraîchiſſement dont il a beſoin. Mais notre fluide ſubtil traverſe avec la plus grande liberté les membranes & les vaiſſeaux de cet organe pour s'introduire dans nos liqueurs, & s'allier à celles de ſes parties que nous déſignerons bientôt. Le ſang enrichi de cet alliage eſt lancé du cœur par les carotides & les vertébrales au cerveau, dans la ſubſtance corticale duquel notre fluide eſt ſéparé de la maſſe du ſang, & porté delà dans les fibres médullaires ſes excrétoires & ſes réſervoirs, d'où il coule par les nerfs à toutes les parties.

§. III. Eſprit univerſel, ſource du fluide animal.

Sa néceſſité à tous les Etres.

4. Nul Etre ne peut ſe paſſer de ce fluide ; tous le puiſent, tous le reſpirent à leur maniere ; celui-ci dans l'air, celui-là dans l'eau, cet autre dans la fange, &c. Sa quantité néceſſaire devient plus grande dans les Etres vivans, & d'autant plus grande qu'il eſt en eux plus de vie & de force active. Cette loi devient évidente en comparant, parmi les Animaux aquatiques, le Polype & l'Huître avec l'Eturgeon & la Baleine ; & parmi ceux qui vivent ſur la terre, la Tortue terreſtre & le Mouton,

ART. III. Nature & propriétés du fluide nerveux.

avec les Quadrupédes & l'Homme ; les organes immenses & sans cesse en action, par lesquelles les derniers se fournissent de ce fluide, sont proportionnés à leur supériorité de vie & d'action sur les premiers.

§. III. Esprit universel, source du fluide animal.

J'ai déjà laissé entrevoir que je n'ignore pas que le grand mouvement des liqueurs des derniers, leur plus grande raréfaction, exigent aussi un plus grand rafraîchissement ; & c'est peut-être cette nécessité physique qui contraint les Poissons monstrueux, tels que la Baleine & le Narval, d'habiter les mers du Nord ; mais je sçai aussi que cette nécessité n'est que secondaire, & je vais le démontrer.

Pourquoi la Baleine habite les Mers du Nord.

5. On sçait que le fœtus dans le sein de sa mere ne respire point. On sçait aussi qu'il a une circulation particuliere, & qu'au moyen des communications directes qui s'y trouvent entre les oreillettes droite & gauche du cœur, & entre l'artére pulmonaire & l'aorte, le cours du sang peut se soustraire en partie aux poulmons, & se passer, pour ainsi dire, de ces viscéres. C'est à cette structure particuliere des organes de la circulation du fœtus, que les Physiciens ont attribué jusqu'ici cette propriété qu'il a de vivre sans respirer. Et ils

Le fœtus le reçoit de la mere.

ART. III. Nature & propriétés du fluide nerveux.

§. III. Esprit universel, sour du fluide animal.

expliquent encore par-là ces observations singuliéres de gens qui ont vécu plusieurs heures, plusieurs jours sous les eaux; ces sujets avoient encore, selon eux, ces communications propres aux organes de la circulation du fœtus. Je conviens que ces raisons, spécieuses d'ailleurs, seroient réellement solides, si le poumon n'avoit d'autre usage que de fournir un passage à la circulation, & un passage plus libre, en condensant ces liqueurs rarefiée; car dès que l'Animal aura des canaux de détours qui porteront dans le torrent général le sang que le poumon affaissé ou plein de cette liqueur raréfiée ne pourra pas recevoir, sa circulation & la vie qui en dépend, se continueront indépendamment de ces organes, par ces vaisseaux collatéraux, sinon toujours, au moins fort longtems; c'est-à-dire, jusqu'à ce que la raréfaction des liqueurs ait brisé les vaisseaux, &c. Mais si le poumon a une fonction plus essentielle encore que ce passage & cette condensation du sang, il faut avouer que cette structure des vaisseaux, ces communications, ces détours, &c. deviendront inutiles, & que l'animal mourra avec tout ce bel artifice, dès que la res-

Art. III. Nature & propriétés du fluide nerveux.

§. III. Esprit universel, source du fluide animal.

piration sera suprimée ; or c'est ce qui arrive exactement au fœtus. Tant qu'il est dans le sein de sa mere vivante ; celle-ci respire pour les deux, elle donne au sang, qui leur est commun, les deux qualités qui dépendent de cette fonction. Dès qu'elle cesse de partager avec lui ce sang aprêté par la respiration, il faut ou qu'il meure, ou qu'il respire lui-même. Suprimez-vous en lui cette fonction par une ligature faite à la trachée artére, il meurt sur le champ avec toute cette magnifique structure des vaisseaux, par laquelle on prétend qu'il se passoit un moment auparavant de respirer. Le Méchanisme, l'usage qu'on attribue à cette structure, est donc une erreur. Le seul usage du poumon n'est donc pas de fournir au sang un passage, & de le mettre en état d'y passer librement. D'ailleurs Hook (c) & Mery (d) ont prouvé que le sang passe aussi librement dans les poumons affaissés que dans ceux qui sont

---

(c) *Philosophical. Transact. Abrig.* tome 3, pages 66, 67.

(d) Nouveau systême de la circulation du sang dans le fœtus, page 18, &c.

ART. III. Nature & propriétés du fluide nerveux.

§. III. Esprit universel, source du fluide animal.

gonflés d'air. Ce viſcere a donc un autre uſage, auquel la vie eſt encore plus eſſentiellement attachée ; un autre uſage, ſans lequel l'animal ne peut vivre un moment, quoique tous ſes organes, toutes ſes liqueurs ſoient d'ailleurs dans leur état naturel ; mais les expériences de l'Article I, §. I. nous aprennent que ces ſupreſſions ſubites de la vie ſont les ſuites ordinaires de l'interception totale du fluide nerveux. Donc la ſupreſſion de la reſpiration intercepte auſſi ce fluide à ſa ſource, à ſon entrée dans la machine. Donc le ſecond uſage & la fonction principale des poumons, eſt de porter dans les liqueurs de l'animal le fluide le plus eſſentiel à cette vie, le fluide vital & nerveux.

Cette vérité ſe démontre encore par une expérience opoſée à la précédente. Quand par la ligature de la trachée artére ou par l'enlevement du ſternum, &c. vous avez ſuprimé la reſpiration dans un fœtus, & que vous l'avez vu mourir, malgré tous les prétendus priviléges annexés aux organes de la circulation ; ſi vous pouſſez de l'air dans ſes poumons, vous voyez ſur le champ ſa vie & ſes mouvemens recom-

ART. III. Nature & propriétés du fluide nerveux.

mencer. Ce n'eſt point en faiſant circuler le ſang que cet air ſoufflé rend la vie au fœtus, puiſque cette circulation ſe faiſoit bien ſans lui, quelques momens auparavant, dans le ſein de ſa mere; c'eſt donc en introduiſant dans les liqueurs le fluide vital que nous cherchons à connoître.

§. IV.

Examen de notre opinion, ſes preuves.

Mettons cette découverte à toutes les épreuves que nous avons fait ſubir aux autres opinions.

1. On ne peut point dire, contre celle-ci, que le fluide n'eſt pas aſſez ſubtil pour enfiler les routes que l'on ſupoſe dans les nerf; mais on alléguera, contre cette ſubtilité même, un argument, qui combat également tous les fluides déliés, dont on a voulu former celui des nerfs.

Non-ſeulement la ligature du nerf ne peut pas arrêter le cours d'un pareil fluide; mais encore il eſt contre toutes les loix de la Phyſique, qu'il y ait des vaiſſeaux qui puiſſent, ni le filtrer, ni le contenir & le charier.

Cette objection eſt ſans replique à l'égard de tous les ſyſtêmes du fluide nerveux, faux ou imparfaits comme ceux qu'on a examinés dans les Articles précédens, tandis qu'elle ne fait qu'illustrer le nôtre.

ART. III. Nature & propriétés du fluide nerveux.

Suc nerveux associé de l'esprit animal

2. Cette chaîne, par laquelle nous avons vu que l'Auteur de la Nature a lié tous les Êtres : ces nuances insensibles que nous avons observées dans les chaînons qui unissent les diverses especes, l'Être suprême les auroit-il oublié dans la plus importante liaison du monde organisé ? Il étoit indispensable que l'Associé de l'Être immatériel fût d'une subtilité supérieure à toutes les matieres ordinaires ; il ne l'étoit pas moins que celui-ci fût attaché, lié à ces matieres communes, sur lesquelles il doit exercer son action & exécuter les ordres de l'ame ; il falloit donc encore ici une substance médiatrice prise dans la famille des liqueurs, & la premiere, la plus fluide de cette classe, comme l'esprit animal est le plus subtil des être matériels. Ce milieu desiré est déjà connu sous le nom de *Lymphe nervale*, *de suc nerveux*.

Preuves de l'existance du suc nerveux.

3. Les Physiciens, qui ont admis le suc nerveux, n'ont fait en cela aucune supposition.

Le célebre Malpighy, ce furet des vis-

ART. III. Nature & propriétés du fluide nerveux.

§. IV. Suc nerveux associé du fluide animal.

ceres, assure avoir vu de ses propres yeux une copieuse quantité de ce suc suinter d'un gros nerf coupé à un bras vivant; il ajoute qu'il ressembloit un peu au blanc d'œuf, & que, comme lui, il se durcissoit par le feu. Glisson avoit soutenu, avant lui cette opinion, & le grand Historien des nerfs, l'illustre Vienssens, reconnoît cette lymphe nervale, & il la regarde comme l'aliment des nerfs & de toutes les parties solides, & la baze de l'esprit animal qu'il retient & conserve.

4. Graaf n'a cependant pu tirer des plus gros nerfs la moindre goutte de suc nerveux. Mais ce grave Auteur n'est encore ici qu'un témoin négatif. Malpighy en est un positif, & un homme tel que lui n'a pu en imposer au Public. Il n'a pu voir une liqueur suinter d'un nerf, sans que cette liqueur n'ait été contenue dans ses filieres & n'en ait coulé; & si le nerf de Malpighy avoit de pareilles filieres, & une telle liqueur, tous les autres doivent l'avoir. Plusieurs Physiciens l'ont cherché depuis lui, sans y réussir. C'est que vingt accidens tels que l'opération douloureuse même, par laquelle on répete cette expérience, peuvent suprimer l'écoulement de ce fluide, quoi-

qu'il ſoit très-réellement contenu dans le nerf ; il peut donc être arrivé vingt fois, dans cette expérience, qu'on n'ait point vu couler de ſuc nerveux, ſans qu'on puiſſe conclure pour cela, qu'en effet le nerf n'en contenoit point ; au lieu qu'on ne peut pas en avoir vu ſuinter une ſeule fois, qu'on ne ſoit en droit d'aſſurer qu'il exiſte dans les nerfs.

ART. III. Nature & propriétés du fluide nerveux.

§. IV. Suc nerveux aſſocié du fluide animal.

5. Cette lymphe gélatineuſe, dit-on, eſt faite de globules qui ſont moitié du molécule ſanguin ; ſi de pareils globules couloient dans les nerfs, on verroit les embouchures de ces conduits avec le microſcope ; puiſqu'on voit avec cet inſtrument (ſelon Léevenhoek) des globules cinq cens douze fois plus petits que les globules rouges.

Objections contre le ſuc nerveux, réfutées.

Pour que cet argument ſoit auſſi ſolide qu'il eſt ſpécieux, il faudroit, 1°. Que l'Obſervateur, qui veut voir les embouchures des filieres nerveuſes, ait un ſecret pour les tenir dilatées & ouvertes de tout leur calibre naturel ; or ce ſecret étant impoſſible, on conçoit que ces calibres coupés doivent être affaiſés, fermés, & par conſéquent inviſibles, quoique naturellement ils fuſſent d'une grandeur aſſez conſidérable,

ART. III. Nature & propriétés du fluide nerveux.

& peut-être même visibles à de bons yeux nuds. 2°. Il faudroit encore que ces illustres Observateurs fussent bien sûrs que les globules de cette lymphe visqueuse, qu'ils ont examinés, sont tels dans les nerfs, que sur le porte-objet du microscope, ce qui n'est pas vraisemblable. Mais au contraire il l'est beaucoup que les globules vus par cet instrument sont de petites gouttes formées, par le repos de cette liqueur & par le froid de l'air, d'un grand nombre des particules naturelles du suc visqueux nâgeant dans une sérosité subtile, de la même maniere qu'on voit de l'huile en globule nâger dans l'eau. Or dans quelle erreur ne seroit pas celui qui regarderoit ces globules huileux comme les molécules constitutives de l'huile ? C'est, sans doute, la viscosité de cette liqueur qui en impose & qui fait croire qu'elle est plus grossiere que l'eau ; mais c'est encore une erreur que les lumieres de la Physique auroient dû corriger dans ces illustres Observateurs ; l'huile qui a une certaine viscosité, & qui a certains degrés de fraîcheur ou de froid, est épaisse, ou même congelée, est cependant plus pénétrante & plus ardente que l'eau, lorsqu'une chaleur, médiocre même, dévelope ses

§. IV. Suc nerveux associé du fluide animal.

principes

principes naturels ; elle pénetre les futailles qui la contiennent, ce que ne font ni l'eau ni le vin. Il paroît donc que la nature visqueuse de la lymphe nervale est une preuve physique de son extrême subtilité, & c'est une suite des loix de la nature que l'union des parties plus subtiles, par le repos, fasse un composé plus dense. Or si les particules constitutives de la portion visqueuse du suc nerveux, sont plus subtiles que celles de l'eau, ou même aprochent de leur subtilité, il ne faut pas s'attendre à les voir par le microscope, puisqu'on sçait que le pouvoir de cet instrument ne va point jusqu'à nous découvrir les particules de l'eau.

ART. III. Nature & propriétés du fluide nerveux.

§. IV. Suc nerveux associé du fluide animal.

Enfin les objections sont bien vaines, quand elles ont pour objet des faits que nous presente la nature entiere. Or l'existence du suc nerveux & son extrême finesse nous paroissent également démontrées dans les trois regnes minéral, végétal & animal.

Existance & subtilité du suc nerveux démontrées dans les 3 regnes.

6. C'est cette liqueur glutineuse, c'est ce mastic coulant qui, sous le nom de suc lapidifique, assemble & lie les molécules grossieres, qui composent les pierres, les marbres de toutes especes ; c'est lui qui,

ART. III. Nature & propriétés du fluide nerveux.

§. IV. Suc nerveux associé du fluide animal.

passant avec les eaux des pluyes à travers les carrieres les plus épaisses, les rochers les plus durs qu'il a déjà formés, va faire dans les unes ces cristallizations bâtardes nommées *Stalactites*, dans les autres ces cristaux parfaits; plus loin, ces pierres plus ou moins précieuses, selon la pureté plus ou moins grande que lui procurent ces filtrations, & les alliages plus ou moins précieux d'une terre extrêmement fine & de la teinture des métaux que ce gluten charie avec lui.

7. Les bois les plus compacts, ceux dont les filieres sont les plus imperceptibles, laissent passer librement ce suc gommeux, & le versent au-dehors par des plaies faites à l'arbre dans les saisons où il abonde; & c'est la partie glutineuse de ces pleurs végétales, qui fait que quelques-unes d'elles sont des baumes précieux aux Chirurgiens qui les connoissent.

Quels sucs sont plus glutineux, plus tenaces, plus grossiers en aparence que les gommes qui se durcissent à la surface de certains arbres, & les thérébentines & autres baumes qu'on tire par incisions des différentes especes de sapins, melezes, &c? Cependant ces sucs sortent des filieres de ces végétaux plus fines que nos vaisseaux ; ils y ont coulé, ils s'y sont élevés à des hauteurs prodigieuses, sans aucune pompe, sans aucune puissance comparable à celle qui donne le mouvement progressif à nos liqueurs. Ont-ils donc pu obéir à des puissances aussi foibles, & parcourir une étendue aussi immense de filieres invisibles, sans avoir, dans leurs molécules principes, la plus grande subtilité ?

ART. III. Nature & propriétés du fluide nerveux.

§. IV. Suc nerveux associé du fluide animal.

8. Mais ne cherchons point hors de nous ce suc précieux, fluide subtil dans l'intérieur de nos nerfs, gelée palpable comme les gommes & les raisines, lorsqu'elle est échapée de leurs filieres.

Nouvelles observations qui démontrent le suc nerveux dans l'homme.

Nombre d'observations démontrent cette lymphe dans l'intérieur du cerveau & des nerfs. 1°. Il n'y a point d'anatomiste qui n'en ait beaucoup trouvé dans les ventricules du cerveau ; M. Littre s'est assuré, par l'expérience, qu'elle y est naturelle ; (a) & Malpighy, que j'ai déjà cité en faveur de l'existence de la lymphe nervale, a vu une grande plaie de la substance du cerveau qui rendoit une copieuse quantité de cette lymphe.

(a) Histoire de l'Académie, ann. 1711, p. 29.

Art. III. Nature & propriétés du fluide nerveux.

J'ai vu moi-même, l'Eté dernier, (1752) une plaie de cette espece, dont les apareils étoient aussi pénétrés de cette lymphe, jusqu'à ce que la régénération des chairs eût mis une barriere à cet écoulement.

§. IV. Suc nerveux associé du fluide animal.

Hernia spinalis. Planche II. Planch. III.

2°. Dans cette mauvaise conformation particuliere aux enfans, qu'on apelle *Spina bifida*, ou *Hernia spinalis*, (Pl. II.) le canal de l'épine & celui de la moëlle même (a. b. d. Pl. III.) manquent ou se trouvent imparfaits dans la partie postérieure des vertebres des lombes. Par cette imperfection, le suc nerveux, qui n'est plus contenu dans ses vaisseaux naturels, s'épanche dans cet espace, souleve les envelopes molles qui supléent à ces canaux naturels, & forment la tumeur. (A. B. Pl. II.) Tant que ces envelopes restent saines & retiennent cette lymphe nervale, l'enfant conserve sa vie, mais dès qu'elles la laissent échaper, soit parce qu'elles se rompent, soit parce qu'une main imprudente les a ouvertes, le sujet cesse de vivre. J'ai suivi exactement une demie douzaine au moins de ses sujets, aucun n'a survécu à l'ouverture de ces tumeurs, ou à l'épuisement qui suivoit l'écoulement de la lymphe qu'elle contenoit. Ceux dont on ouvrit les tumeurs avec l'instrument tranchant, & dont l'écoulement se fit tout à la fois, moururent comme subitement. Ceux où il se fit à travers les tégumens un suintement imperceptible, durerent plus long-tems, s'épuiserent peu à peu & ne périrent que quand la tumeur se trouva tout-à-fait vuide & flétrie.

ART. III. Nature & propriétés du fluide nerveux.

§. IV. Suc nerveux associé du fluide animal.

Tumeur carcinomateuse qui a ses racines dans la guaine de la moëlle épiniere.

3°. A la place de la *Hernie médulaire*, dont je viens de parler..... le nommé Georges Joly, Cordonnier, de la Paroisse de.... (*b*) eut sur le bas des lombes une tumeur carcinomateuse, suite d'un coup violent reçu en 1750. Cette maladie détruisit les apophyses épineuses des quatre derniers vertebres lombaires, & une partie de la gaine de la moëlle épiniere ; toutes ces parties nerveuses dilatées en champignons formoient la tumeur. On l'extirpa en 1751. Le sujet étoit jeune, courageux & plein de vigueur, il n'y eut aucune hémorragie ; mais il se fit de dessus la moëlle épiniere

(*b*) Je ne puis remplir cette lacune du nom de la Paroisse, parce que l'Original de cette observation étoit contenu dans les deux volumes in-folio de celles que j'ai perdues par l'incendie de mon Etude du 26 Décembre 1762, & que lorsqu'après la publication du Prix remporté, je restituai dans mon Mémoire les noms obmis pour garder l'incognito, j'avois oublié la Paroisse de celui-ci.

ART. III. Nature & propriétés du fluide nerveux.

§. IV. Suc nerveux affocié du fluide animal.

Tumeur venteufe & limphatico-nervale à la tête.

un fuintement nervo-lymphatique fi prodigieux, que les apareils les plus épais, les plus tamponnés & les draps en alaizes mêmes, en étoient percés, & le fujet périt d'épuifement en deux jours, comme les enfans du N°. précédent.

4°. M. Chopin, Marchand à Rouen, eut en 1739, au côté droit de la tête au-deffus de l'oreille vers la jonction du pariétal avec le temporal, une tumeur de la groffeur du pouce, qui en 1743 fe trouva occuper les deux tiers de la furface du crâne. Elle rendoit du fon comme une timbale, & en preffant l'air qui la rempliffoit, on fentoit qu'on le faifoit paffer par différentes cellules qui partageoient la tumeur. En apuyant un peu fort, on s'apercevoit que la furface du crâne avoit plufieurs excavations & éminences plus confidérables vers le centre. On ouvrit cette tumeur le 8 Mars 1743, il n'en fortit d'abord que du vent, mais après le panfement il fe fit un fuintement lymphatique, qui perça non-feulement l'apareil, mais encore plufieurs oreillers fucceffivement. On apliqua un apareil nouveau, qui fut bientôt pénétré, comme le premier par le fuintement. Le malade âgé d'environ trente ans, très-vigoureux, ſe trouva épuiſé par cette évacuation ſinguliere ; ſon poulx ſe concentra, il tomba dans l'aſſoupiſſement & les foibleſſes. La perte continuant deux à trois jours, elle auroit été ſuivie de la mort, ſi le ſujet n'avoit pas été des plus vigoureux, mais la fievre & le délire ſurvinrent ; quand on les eût calmé, il leur ſuccéda des douleurs comme goutteuſes dans tous les membres, & ſur-tout le long de l'épine ; le ſujet tomba dans l'atrophie, & préciſément dans l'état où nous avons quelquefois vu de jeunes gens énervés par l'épuiſement total des fonds, dont le ſage réſerve les revenus à la ſeule propagation de l'eſpece ; il ſe fit des abſcès affreux dans toute l'étendue d'une de ſes cuiſſes, enfin il pérît, & l'on vit, par l'ouverture de ſon cadavre, que l'origine d'une ſi grande perverſion de la conſtitution excellente de ce ſujet, venoit de ce que pluſieurs des excavations, que nous avions obſervées à ſon crâne, pénétroient juſques dans l'intérieur ; que la dure-mere ſe prolongeoit en fongoſités dans ces communications, & que la lymphe nervale extravaſée par ces ouvertures avoit fourni au ſuintement qui avoit ſuivi l'opération, & avoit épuiſé & les nerfs & le cerveau même que

ART. III. Nature & propriétés du fluide nerveux.

§. IV. Suc nerveux aſſocié du fluide animal.

ART. III. Nature & propriétés du fluide nerveux.

nous trouvâmes sans aucune consistance & comme fondus, sur-tout du côté malade.

§. IV. Suc nerveux associé du fluide animal.

5°. En 1751 on m'aporta un enfant de cinq ou six ans, qui avoit sur l'épine, au-dessus de la nuque, une tumeur produite par une épingle qui avoit pénétré jusques dans le canal de la moëlle épiniere. Il en couloit de tems en tems une lymphe pareille à celle que donne le *spina bifida*; & l'enfant étoit tombé dans le marasme.

6°. Je pourrois augmenter le nombre de ces observations, si elles ne suffisoient pas pour prouver l'existence & la subtilité de la lymphe nervale dans ses sources. J'ajouterai seulement ici que ce suintement *nervo-lymphatique* arrive aussi quelquefois aux grandes amputations, à des extirpations plus éloignées du cerveau & de l'épine; que toutes les parties fournies de beaucoup de substance, & ainsi de beaucoup de nerfs, en sont susceptibles, & que cet accident, signe ordinaire du délabrement ou de la dissolution du genre nerveux, est un des plus terribles que la Chirurgie connoisse.

Démonstration de cette lymphe nerveuse dans les observations précédentes.

Quelques Sçavants m'ayant objecté que la mort des sujets qui ont eu cette perte de lymphe de la moëlle épiniere ne prouvoit pas que cette liqueur fût un suc nerveux &

contînt le fluide animal, j'ai cru devoir en donner ici une espece de démonstration.

Art. III. Nature & propriétés du fluide nerveux.

§. IV. Suc nerveux associé du fluide animal.

La vie s'éteint par la cessation du cours du sang. Celui-ci se suprime, ou parce que ses organes manquent du fluide moteur, ou parce qu'ils sont privés de la liqueur contenue. Ce dernier cas est celui des hémorragies mortelles. On voit bien que ceci ne peut s'apliquer aux sujets de nos observations : reste donc que la cessation du cours de leur sang, ou leur mort dépendent du défaut de fluide moteur. Ce fluide manque, ou parce qu'il est suprimé à sa source, comme dans les affaissemens du cerveau & des principes des nerfs, tels qu'en ont les apoplectiques, ou parce qu'il est perverti & éteint par contagion, comme dans presque toutes les maladies mortelles, ou enfin parce qu'il est épuisé par l'ouverture des vaisseaux, de la même maniere que le sang s'épuise par l'ouverture d'une artere considérable. Or il est évident que les deux premieres supositions ne peuvent convenir aux sujets de nos Remarques. Donc la mort qui leur est arrivée, a pour cause la perte ou l'épuisement du fluide moteur contenu dans cette lymphe épiniere qu'ils ont rendue en abondance.

ART. III. Nature & propriétés du fluide nerveux.

9. Après avoir démontré la *lymphe nervale* à ses sources & dans son état de grande fluidité, considérons-là hors de ses propres vaisseaux.

§. IV. Suc nerveux associé du fluide animal. Le suc nerveux démontré hors de ses vaisseaux.

1°. La liqueur séminale porte tous les caracteres de ce fluide ; l'animal, en qui elle abonde, se distingue sur tous les autres par sa force & sa vigueur : sa perte le jette dans l'abattement & la consternation ; trente fois le même volume de son sang le plus pur échapé de ses vaisseaux ne lui donneroient pas le même épuisement. C'est donc le fluide instrument immédiat de ses sensations, de ses mouvemens & de sa force qu'il a perdu, c'est-à-dire, le suc nerveux ; sa couleur & sa consistance ne démentent point cette origine ; l'anatomie y reconnoît en quelque sorte la moëlle du cerveau, la pulpe des nerfs délayée par cette lymphe que nous venons de démontrer.

2°. Les houpes nerveuses, sans nombre, dont sont tissus la plûpart des organes destinés à des sensations & à des secrétions, tels que ceux de l'odorat, du goût, ceux de la faim, de la digestion, de la chilification, &c. Les glandes, (autres productions des nerfs,) répandues dans les visceres, & dans plusieurs autres paries du corps humain, offrent toujours aux yeux de l'Anatomiste, & quelquefois même à ceux du vulgaire, une lymphe mucilagineuse, vraiment nerveuse, & qui ne différe de celle du N°. 8. que par la diversité des vaisseaux qui la versent.

ART. III. Nature & propriétés du fluide nerveux.

§. IV. Suc nerveux associé du fluide animal.

D'où vient ce précieux mucilage ne se trouveroit-il que dans ces tuniques veloutées, que dans ces productions nerveuses, d'où vient leur irritation en augmenteroit-elle l'affluence, si elle n'avoit pas ces nerfs même pour origine?

10. Si le suc nerveux se manifeste aux yeux même attentifs, par des observations directes faites sur tous les Etres vivans, son existence, n'est pas moins évidente par la nécessité de ses usages.

Suc nerveux démontré par la nécessité de ses usages.

1°. Nous avons déjà vu, (§. IV. N°. 1, 2.) que sans lui nous n'avons aucune raison suffisante du séjour & du cours de l'esprit animal ou végétal dans les nerfs à la façon des liqueurs.

2°. Ce cerveau, ces mêmes nerfs, dont on convient que les filiéres sont si subtiles, ne laissent pas de se nourrir & de prendre un accroissement proportionné à celui de toutes les autres parties, ce qui ne peut être sans admettre un fluide capa-

Art. III. Nature & propriétés du fluide nerveux.

ble de former une substance analogue à celle du nerf. Eh quelle autre substance que le suc nerveux est capable de cette fonction ? Le sang n'a nulle proportion avec ces filiéres ; & s'il avoit le privilége de s'y introduire, on pourroit l'y voir sans art.

§. IV. Suc nerveux associé du fluide animal.

D'ailleurs l'impuissance du sang, à cet égard, n'est-elle pas encore démontrée par la maigreur, l'atrophie dans laquelle tombe un membre paralytique ou affecté de quelque douleur habituelle, de quelqu'affection sur les nerfs ? Car ce membre est très-fourni de sang par ses arteres ; ses nerfs seuls sont obstrués ou malades ; c'est-à-dire, le fluide nerveux ou cesse d'y couler ou y est dépravé, & par cette seule privation d'un fluide nerveux naturel, la partie cesse d'être nourrie. Nous voyons au contraire chaque jour que les membres, auxquels nous donnons beaucoup de mouvemens, sont mieux nourris, deviennent plus forts que ceux dont nous ne nous servons moins : Par cette seule raison que nous faisons couler dans ceux-là une plus grande quantité de fluide nerveux. Il est donc bien prouvé, par toutes ces observations, que le fluide des nerfs eſt l'aliment ou le ſuc nourricier de toute la machine ou au moins des principales parties de cette machine. Mais l'eſprit animal a des fonctions ſupérieures à celles d'être le nourricier de nos organes. Sa nature ſublime & infiniment ſubtile, ne permet pas de ſupoſer qu'il pût être condenſé, corporifié & réduit au rang de nos parties les plus ſolides. D'ailleurs tout nous perſuade que le ſuc nourricier eſt une lymphe viſqueuſe, une ſorte de gelée telle que nous avons défini le ſuc nerveux. Le fil des arraignées & celui des vers à ſoie, qu'on peut comparer avec aſſez de juſteſſe aux fils élémentaires du tiſſu de nos ſolides, ont pour principe une lymphe viſqueuſe, une glue que l'animal fait paſſer par des filieres; la compreſſion de l'air extérieur ſerre les molécules de cette glue, diſſipe ſes particules ſéreuſes, & le reſte forme une corde fort ſolide. Voulez-vous imiter, par l'art, la formation de nos membranes, de notre ſurpeau, par exemple, laiſſez fermenter enſemble pendant pluſieurs ſemaines de la farine & de la bierre ou du cidre; cette liqueur laiteuſe, mucilagineuſe, pouſſera à ſa ſurface une pellicule, qui étant glai-

ART. III. Nature & propriétés du fluide nerveux.

§. IV. Suc nerveux aſſocié du fluide animal.

ART. III. Nature & propriétés du fluide nerveux.

reuſe d'abord, prendra à la fin la conſiſtance & la force d'un parchemin très-fin.

§. IV. Suc nerveux aſſocié du fluide animal.

Toutes les eſpeces de colles délayées ont cette même nature viſqueuſe ; & ſéchées, elles ſont capables de la plus grande tenacité. Or elles ſont toutes des parties animales ou végétales composées de cette glue précieuſe, objet de nos recherches.

La conſiſtance laiteuſe & mucilagineuſe des matieres qu'on trouve ſur les plaies qui pouſſent des chairs, confirme encore cette généalogie du ſuc nourricier. Il y a donc néceſſairement une lymphe de cette eſpece qui coule dans les nerfs, tout inviſibles que ſoient leurs filieres, & cette lymphe, c'eſt le *ſuc nerveux.*

§. V.

Le fluide des nerfs composé du ſuc nerveux & de l'eſprit animal.

1. Le fluide des nerfs eſt donc double. *Lymphatico-mucilagineux*, très-fluide dans le cerveau & les nerfs, où cette lymphe ſert principalement de baſe, de lien à l'eſprit animal ; ſenſible cependant dans ces organes mêmes ; lorſqu'elle y eſt ramaſſée en certaine quantité ; mais plus ſenſible en-

core, visqueuse même & peu fluide hors des nerfs, ou à leurs extrêmités & dans le tissu des organes, & par-là susceptible de condensation, de fixation; qualités qui lui ont mérité le nom de *suc nourricier*. La seconde partie du fluide des nerfs est *l'esprit animal*, dont la nature est exposée dans le Paragraphe II. N°. 2. de cet Article III.

ART. III. Nature & propriétés du fluide nerveux.

§. V. Il est composé du suc nerveux & de l'esprit animal.

2. La source de ces deux fluides étant le sein de l'Univers même (§. III. §. IV.) ils sont par-tout unis par une affinité qui résulte de la proportion des pores des molécules du suc gélatineux, avec les particules de cet esprit universel, lesquelles forment autour de ces molécules une atmosphere qui devient elle-même le principe de l'union de ces molécules entr'elles, & de leur viscosité.

Leurs sources.

Toutes nos liqueurs fournies assez visiblement d'une pareille lymphe par les alimens, sont déjà munies, à l'égal des végétaux, de cet esprit associé, par cette seule affinité, & par la facilité avec laquelle celui-ci pénétre tous les corps.

Mais l'air portant dans les poumons une ample provision de ce fluide, & la fraîcheur de l'inspiration communiquant à no-

Leur passage dans le sang, & au cerveau.

ART. III. Nature & propriétés du fluide nerveux.

tre lymphe plus de disposition à la viscosité, l'esprit universel filtré par les vésicules pulmonaires se joint plus copieusement à cette lymphe gélatineuse, & y porte moins d'alliages étrangers. Celle-ci arrivée au cerveau trouve, dans ce viscere, des filieres, une substance, des sucs analogues à sa nature, propres à recevoir sa portion la plus pure, & à lui donner enfin la véritable qualité de lymphe nervale, de suc nourricier.

§. V. Il est composé du suc nerveux & de l'esprit animal.

Fonction du cerveau dans la fabrique du fluide nerveux.

3. C'est ainsi que l'eau chargée des principes visqueux & féconds de la terre, reçoit encore dans l'amande ou dans l'oignon de la plante des modifications nouvelles qui les transforment en un suc essentiellement différent. Un oignon de narcisse, d'hyacinthe, que vous posez sur des caraffes pleines d'eau, y jette des racines, & pousse des tiges considérables; coupez les tiges, elles vous donneront une quantité surprenante de liqueur glaireuse qu'on voit bien qui est le suc nourricier principe de ce grand accroissement des tiges de la plante. Mais l'oignon, qui a poussé de si belles tiges, est du même poids, & si vous coupez ces grandes productions qu'il a données dessus & dessous, & que vous le

le mettiez dans un lieu sec & sein, sa fécondité se renouvellera la saison prochaine. C'est donc l'eau du vase qui a fourni les matériaux à ces hautes tiges, à ces profondes racines : Mais de l'eau seule en est-elle capable ? Et pourquoi la retrouvai-je dans ces tiges coupées si glaireuse & si différente d'elle-même ?

ART. III. Nature & propriétés du fluide nerveux.

§. V. Il est composé du suc nerveux & de l'esprit animal.

Voilà que nous prenons la nature sur le fait dans un des mystéres de la réproduction de tous les Etres. Cette eau de la caraffe est à la vérité chargée d'un peu de ce gluten universel que nous avons désigné, (§. IV. N°. 6, 7.) mais il y est bien rare ; cette eau enfin est bien simple, quand elle environne l'oignon, la plante : Que lui arrive-t-il donc pour devenir, dans la tige, aussi mucilagineuse ? 1°. La configuration de la tissure de la plante choisit, pour ainsi dire, dans cette eau ce qu'il y a de plus gommeux, de plus nourricier. 2°. Ces fibres, cette substance de l'oignon, & des amandes des fruits sont toutes faites de molécules mucilagineuses empreignées de l'esprit séminal particulier à l'espece. L'eau nourriciere embrassée par ces principes de la fécondité est transformée elle-même, toute grande que soit sa

ART. III. Nature & propriétés du fluide nerveux.

quantité, en de pareils principes, comme un peu de levain transforme une quantité immense de pâte en un ferment pareil.

§. V. Il est composé du suc nerveux & de l'esprit animal.

Les farines de toutes les semences ne sont que ces molécules mucilagineuses & l'esprit séminal concentré & destitué du véhicule aqueux, elles n'attendent que lui & de la chaleur pour se déveloper; broyez ces semences dans l'eau, elles donnent toutes cette liqueur laiteuse, gommeuse, principes du suc nourricier.

Le cerveau est l'amande féconde du regne animal.

4. Le cerveau est dans l'animal ce qu'est dans le végétal l'oignon, l'amande féconde qui produit les plantes ; & la liqueur séminale des organes destinés à la propagation, espece de cerveau en embryon, est chez lui ce qu'est le fruit ou l'amande produite à son tour par la plante. Dans l'un & l'autre se manifeste la liqueur moëlleuse mucilagineuse, levain précieux qui reçoit & acheve de transformer en suc nerveux nourricier les liqueurs déjà propres à le former. C'est ainsi que la lymphe mucilagineuse de nos liqueurs, empreignée de l'esprit universel, acheve de se perfectionner & de devenir liqueur vraiment nerveuse dans les filieres moëlleuses du cerveau, d'où elle est poussée par le

battement des artéres dans les nerfs, & par eux dans tous les organes où elle porte la nourriture & la vie, *deux propriétés capitales du fluide nerveux.*

ART. III. Nature & propriétés du fluide nerveux.

§. V. Il est composé du suc nerveux & de l'esprit animal.

Néceſſité de l'aſſociation de l'ame au fluide animal, & au suc nerveux.

5. Mais de quelle espece est cette vie, si le sentiment & le mouvement y manquent? Et qu'avons-nous encore jusqu'ici dans ce double fluide, qui puisse nous les procurer? La néceſſité des faits nous oblige donc encore ici à reconnoître chez nous une troisieme substance, qui soit immatérielle, pensante, active, intimement unie, par l'Etre suprême, à toutes les particules de l'esprit animal qu'elle remue & fixe à sa volonté, & qui, par-là, lui sert d'instrument pour remuer toutes les autres parties ou molécules de la machine, sur lesquelles la solidité & l'impénétrabilité de cet adjoint lui donnent une puiſſance physique. *Troisieme Propriété principale du fluide des nerfs.*

6. Réciproquement nos fluides nerveux ébranlés, affectés par des corps qui agissent ou sur eux ou sur les organes qu'ils animent, portent pareillement à leur sublime aſſociée l'impreſſion qu'ils ont reçue, & cette impreſſion s'apelle alors *Sensation, quatrieme Propriété* de ce Trium-

virat, bien curieuſe, ſans doute, mais dont les détails excedent les bornes & le but eſſentiel de ce Traité deſtiné par l'Académie à expliquer le méchaniſme du mouvement muſculaire ; objet de la quatrieme Propoſition à laquelle nous allons paſſer.

ARTICLE IV.

Comment le fluide des nerfs peut-il produire dans les muscles cette action si surprenante, par laquelle nous voyons le mouvement & le repos se succéder réciproquement dans un même instant ?

NOUS avons établi dans les trois Articles précédens, la *nécessité*, *l'existence* & la *nature* du fluide moteur des muscles. Il nous reste à faire usage de toutes ces vérités préliminaires pour expliquer cette fonction du fluide nerveux. Celle-ci dépend non-seulement de l'action particuliere de ce fluide, mais encore de la structure de l'organe combinée avec cette action, & nous ne sçaurions être assurés d'avoir la meilleure cause cherchée, qu'en faisant voir qu'elle s'aplique aux principales circonstances du phénomene, plus heureusement qu'aucune de celles qu'on a imaginées jusqu'ici. C'est pourquoi cet Article a quatre objets. 1. *La structure du muscle.* 2. *Les principaux phénomenes du mouvement musculaire.* 3. *L'exposition & la ré-*

ART. IV. Action du fluide nerveux dans le muscle.

futation des principales hypotèses, par lesquelles on a cru expliquer le mouvement musculaire. 4. *L'explication de ce phénomene* par nos principes.

§. I.

La structure du muscle.

Planch. IV. Figur. 1.

1. On apelle muscle ou partie musculeuse toute masse charnue susceptible, dans l'animal vivant, de contraction & de relâchement.

2. Le muscle ordinaire est composé d'un corps ou ventre, a, & de deux extrêmités b, c, qui sont quelquefois toutes deux tendineuses ou aponévrotiques ; mais plus ordinairement l'une, b, des extrêmités qui passe pour l'origine du muscle est toute ou presque toute charnue, & l'autre, c, qui passe pour son insertion est toute tendineuse ou aponévrotique, & s'apelle la *queue*, le *tendon* du muscle.

Fig. 2 & 3. Muscle coupé en travers.

3. Le ventre du muscle est composé d'un grand nombre de faisceaux fibreux à peu près parallèles entr'eux A B C. Les faisceaux du premier genre, a. Fig. 3. se divisent en d'autres faisceaux du second genre b, & ces derniers en d'autres du

troisieme genre c ; chacun d'eux est enveloppé d'une membrane particuliere ; & le muscle entier d'une membrane commune A B C, Figur. 2. qui les rassembles tous.

Art. IV. Action du fluide nerveux dans le muscle.

§. I. Structure du muscle.

4. Les faisceaux du troisieme genre sont composés eux-mêmes de fibres musculaires du premier genre, dont le diametre n'est communément que le tiers ou le quart de celui d'un cheveu fin, & qui sont par conséquent neuf ou seize fois plus fines que les cheveux, selon mes propres observations assez conformes à celles de Léevenhoek, de Muys, &c.

5. Le microscope seul peut nous instruire de la structure de cette fibre, dont la connoissance est des plus importantes à la doctrine du mouvement musculaire; puisque cette fibre est l'élement du muscle, & que d'elle dépend, en plus grande partie, la fonction de cet organe.

Sa fibre organique, élémentaire, vue par Léevenhoek, Borelli, Cowper, Hook, Muys.

6. Le grand observateur Léevenhoek a vu cette fibre, tantôt composée d'une file de vésicules, comme un chapelet, tantôt il lui a trouvé la figure d'une corde torse.

7. Borelli, Cowper, &c. la croient remplie d'une moëlle spongieuse comme le

ART. IV. Action du fluide nerveux dans le muscle.

sureau dans les interstices de laquelle, en injectant les vaisseaux sanguins, ils ont fait passer, ainsi que plusieurs autres Auteurs, de l'eau & du mercure.

§. I. Structure du muscle.

8. Robert Hook (*a*) & Muys veulent que ces fibres organiques ou premieres musculaires soient des solides composés d'un grand nombre d'autres fils cent fois plus fins que des cheveux, & ils comptent encore plusieurs ordres de ces fibrilles : Ils trouvent par conséquent de l'impossibilité dans l'injection du mercure alléguée par Cowper, parce que les globules du mercure, dit-on, sont deux fois plus gros qu'il ne faut pour entrer dans ces fils qui composent nos fibres. Mais, 1°. par quelle regle a-t-on pu fixer le volume des particules du mercure au double de celui des globules sanguins, quand on sçait que ce minéral liquide se distile comme l'eau, & que ses élémens sont par conséquent aussi subtils que ceux des liqueurs les plus fines ; on a donc pris encore ici, comme dans l'examen de la lym-

(*a*) Transactions, années 1678. Wyeri Gulielmi Muys. investigatio fabricæ quæ in partibûs musculos componentibûs extat, in-quarto.

phe nervale, des goutes de mercure pour les globules élémentaires de ce liquide. 2°. Ces fils ou fibrilles, qui composent nos fibres charnues, sont réellement d'une finesse extrême ; Mais que ces fibres soient des solides pleins, formés par ces fils, & que ce soit dans ces fils que le *fluide nerveux* soit obligé d'entrer pour contracter le muscle, c'est ce qu'on nous permettra de ne pas croire. Cette solidité ne convient qu'aux tendons, elle est contradictoire à la souplesse du corps des muscles, & rendroit leur contraction impossible. D'ailleurs les observations, que nous avons faites de notre côté, nous ont persuadés que ces fils ne forment dans nos fibres qu'une paroi mince roulée en cylindre creux, ou formant un canal à peu près cylindrique, &c. L'erreur de la divisibilité réelle, à l'infini, de la matiere, accréditée dans la physique, passera-t-elle donc aussi dans la Physiologie pour y porter ses obscurités & ses incertitudes.

ART. IV. Action du fluide nerveux dans le muscle.

§. I. Structure du muscle.

Munis de microscopes de toute espece, aussi excellens & peut-être meilleurs qu'aucuns de ceux qu'on vante dans l'Europe, avons-nous dû nous en raporter entiérement aux observations des autres, quand

ART. IV. Action du fluide nerveux dans le muscle.

nous pouvions voir les choses par nous-mêmes.

§. I. Structure du muscle.

Fibre organique élementaire du muscle.

9. Le 9 Octobre 1751, j'enlevai, non sans plusieurs essais infructueux, une fibre musculaire du bas du sacrum d'un rat vivant, elle étoit environ moitié du diametre d'un cheveu. C'est une des plus grosses especes dans tout le genre animal.

Je l'examinai à une forte lentille de mon angiscope. (*b*)

Planch. IV. Figure 4.

La fibre me parut semblable à un tuyau de thermometre, dont la liqueur est bouleversée & divisée alternativement en bulles ou petits cylindres de liqueur & d'air. Ces bulles alternatives lui donnoient encore l'aparence d'une file de grains de chapelets, ou mieux, celle des petits segmens ou nœuds des roseaux; ces segmens étoient alternativement opaques & transparents, comme le represente la Fig. 4, Planch. IV.

(*b*) Microscope à un seul verre, préférable à tous les autres par sa clarté, quand on a qu'une partie très-fine à examiner, & qu'on n'a pas besoin d'un grand champ. C'est cet instrument qui a rendu Léevenhoek si célebre, or j'y ai ajouté une monture & des dépendances qui rendent son usage aussi universel que celui des microscopes à trois verres.

10. Une demie heure après, ces nœuds disparurent, parce qu'aparemment les liqueurs se dissiperent ou se coagulerent, & le roseau me parut avoir une cavité uniforme, Fig. 5, remplie d'une espece de tissu réticulaire, ou cellulaire ou médullaire, qui, dans certains endroits, comme en, a, me parût composé de plusieurs cellules, ou sacs adossés les uns contre les autres, & entre-lassés en maniere de chaînons, & dans d'autres endroits, comme en, b, ce tissu me parut moins réguliérement cellulaire; mais en partie cellulaire, & en partie fait de feuillets longitudinaux & tortueux, rampans & comme pampiniformes.

ART. IV. Action du fluide nerveux dans le muscle.

§. I. Structure du muscle.

11. Le 10 Octobre j'examinai la même fibre, tant à la lumiere d'une grosse bougie, qu'au soleil : Le treillis intérieur m'en parut composé de fibres ou feuillets plus parallèles encore que la veille, peut-être parce qu'ils étoient plus vuides; ils me parurent sur-tout, ainsi avec une lentille moins forte; chaque parallèle étoit liée à ses voisines par des fibres transversales, à peu près comme on le voit representé dans la Fig. 6. Cependant les fibres ou feuillets parallèles n'étoient pas

ART. IV. Action du fluide nerveux dans le muscle.

tout-à-fait droits, mais un peu ondés en plusieurs endroits, comme les represente la Fig. 7. J'ai dessiné toutes ces Figures exactement d'après la nature.

§. I. Structure du muscle.

J'avois déjà fait ces observations dès 1737, 38, &c. mais sans avoir eu soin de les conserver par des Figures. Je les ai répétés plusieurs fois depuis 1751, & je n'y ai rien trouvé à changer.

Dans une répétition que je fis de ces observations sur les fibres d'un chien, dont l'artere crurale avoit été injectée tout vivant, je trouvai une fibre musculaire, (beaucoup plus petite que celles de la queue du rat,) dont les extrêmités, ayant été *écharpies* par hazard, me firent voir distinctement les fils qui composoient son canal cylindrique. Voyez la Fig. 8.

Les cheveux, les tuyaux des plumes sont analogues à la fibre musculaire.

12. Cette structure est à peu près la même dans le cheveu; & les yeux nuds en distinguent une fort aprochante dans le tuyau des plumes; toutes parties que je crois aussi des productions nerveuses, & par conséquent analogues à la fibre musculaire.

13. J'ai pareillement examiné au microscope à deux & trois verres, car ces objets excédent le pouvoir de la loupe,

ART. IV. Action du fluide nerveux dans le muscle.

§. I. Structure du muscle.

j'ai examiné des tranches longitudinales de fibres musculaires enlevées avec le rasoir, & si fines qu'elles étoient transparentes. J'ai vu que les faisceaux musculaires, sont faits d'un grand nombre de ces fibres parallèles ; mais ondoyées néanmoins, liées entr'elles par une infinité de fils qui forment un rézeau, & que de plus ces fibres s'anastomosent entr'elles & se confondent en plusieurs endroits de la même maniere que le font les fils ou cloisons cellulaires de l'intérieur des fibres de de la Fig. 5, 6.

14. J'ai injecté les artéres des muscles avec les diverses liqueurs subtiles, comme l'eau, l'huile de térébenthine colorée de cinabre & fortifiée de sain doux; ces injections ont durci & glonflé un peu le muscle; la derniere lui a donné une couleur rouge; mais le microscope ne m'a point fait voir ces liqueurs dans les fibres, ni celles-ci n'ont pas été rendues opaques par l'injection huileuse & colorée.

Origine de la fibre musculaire de ses divers faisceaux, de leurs tuniques & du réseau qui les unit

15. Les réseaux nombreux, qui lient ensemble les fibres musculaires, paroissent faits par les ramifications des nerfs, des artéres & des veines qui entrent dans le muscle; & l'on est porté à conjecturer

ART. IV. Action de fluide nerveux dans le muſcle.

§. I. Structure du muſcle.

que les ramifications nerveuſes en particulier ſe dépouillent en entrant dans le muſcle, d'une partie de leurs tuniques extérieures qu'elles tiennent de la dure-mere. Que la réunion des tuniques des premieres ramifications avec les membranes cellulaires des parties voiſines, & ſur-tout des périoſtes, dont ſortent les intermuſculaires ſi viſibles aux extrêmités, forment l'envelope générale du muſcle. Que les dépouillemens des ramifications ſecondaires font l'envelope des faiſceaux du premiere genre ; ceux des ramifications du troiſieme ordre font les gaînes des faiſceaux du ſecond genre, & ainſi de ſuite ; & qu'enfin la derniere ramification ou le filet du nerf qui n'eſt plus que le canal fait de la pie-mere, s'anaſtomoſe en forme de réſeau avec les fibres muſculaires qu'il augmente d'autant, les lie enſemble & verſe en même-tems ſon fluide dans leurs cavités.

Introduction d'une lymphe ſpiritueuſe artérielle dans la fibre muſculaire.

16. A l'égard des vaiſſeaux ſanguins, nous ſommes perſuadés, par nos injections & par celles de nos prédéceſſeurs, qu'ils tapiſſent toute la paroi de la fibre de leurs ramifications, & qu'au moins ils verſent dans les fibres muſculaires une

lymphe spiritueuse analogue à celle des nerfs, peut-être moins subtile, & par-là plus propre à coopérer à la formation de ce fluide moteur. L'analogie me paroît fortifier cette opinion.

ART. IV. Action du fluide nerveux dans le muscle.

§. I. Structure du muscle.

1°. Nous avons déjà comparé les cheveux à la fibre musculaire ; le cheveu se nourrit, croît, & il ne le fait qu'en recevant dans son intérieur une lymphe nourriciere. Dans la maladie du *Plica-Polonica*, son calibre s'élargit, & il reçoit jusqu'à du sang. On verra bientôt que la fibre musculaire est une fibre nerveuse pareillement dilatée, il ne seroit donc pas hors de vraisemblance qu'elle reçut jusqu'à la partie rouge du sang ; par conséquent il l'est encore moins qu'elle en reçoive une liqueur plus subtile.

2°. On peut encore comparer au tissu cellulaire intérieur de la fibre les vésicules bronchiques des poumons, & le tissu spongieux des corps caverneux du Priape. Les réseaux artériels & veineux sont démontrés dans les vésicules bronchiques, & les vapeurs de l'expiration & les crachats sont des preuves que ces vaisseaux versent dans ces vésicules des sucs de plusieurs especes.

ART. IV. Action du fluide nerveux dans le muſcle.

3°. Le ſang artériel ſe répand viſiblement dans le tiſſu ſpongieux des corps caverneux, & y eſt repris par les veines. L'introduction des liqueurs artérielles dans le tiſſu cellulaire de la fibre n'a donc rien que de très-conforme à la conduite ordinaire de la nature; c'eſt au Phyſicien à déterminer l'eſpece de ce fluide par la juſteſſe de ſon aplication aux phénomenes.

§. I. Structure du muſcle.

Figur. 1. Planch. IV.

17. On obſerve que les fibres muſculaires, qui aprochent d'un tendon, d'une aponévroſe, s'y dirigent comme à un centre, & il paroît que cette partie blanche, qui eſt ordinairement aux extrêmités du muſcle, eſt faite de la continuation des fibres charnues du ventre, ou au moins de la plus grande partie de ces fibres, qui ne forment alors un corps ſi dur & ſi blanc, que parce qu'elles ſont plus ſerrées.

Généalogie des muſcles des périoſtes des os, &c.

18. Le tendon & les aponévroſes ou autres fibres des extrêmités des muſcles paroiſſent s'implanter dans les os ſur les adultes; mais l'Anatomiſte, qui joint les lumieres à un grand exercice, voit aſſez clairement que les muſcles ne peuvent avoir les os pour origine : il découvre aiſément cette origine dans les membranes qui

ART. IV. Action du fluide nerveux dans le muscle.

§. I. Structure du muscle.

qui revêtent ces parties dures. Il s'est convaincu, par la dissection des embryons, que les extrêmités des muscles sont continues avec les périostes, & qu'elles s'enlevent aisément avec eux. Dans les adultes, on obtient le même effet par l'ébulition (*a*); & l'on observe, sans aucun art, *que les fibres de la plûpart des muscles qu'on croit être attachés immédiatement à l'os, ne tiennent qu'au périoste, de sorte qu'en l'enlevant, on enleve en même-tems les chairs de ces muscles.* C'est ce que le célebre M. du Verney avoit remarqué avant nous. (*b*) Si le périoste semble disparoître sous le tendon de l'adulte, c'est que l'accroissement des os se faisant en partie par des couches extérieures qu'y laissent successivement les périostes ossifiés, (*c*) celui qui se trouve sous

(*a*) Winslow, in-quarto, p. 239.

(*b*) Traité des maladies des os, tom. 2, p. 470.

(*c*) Voyez sur cette doctrine de la formation des os, les Mémoires de M. du Hamel. Académie des Sciences de Paris, année 1742 & suivantes; & mon Mémoire sur la métamorphose des os en parties molles, lu à la Société Académique de Rouen, & envoyé à l'Académie de Madrid, en 1740.

ART. IV. Action du fluide nerveux dans le muscle.

§. I. Structure du muscle.

le tendon acquierre, dans l'homme fait, la dureté tendineuse, en participant à la disposition plus prochaine de l'ossification qu'on observe dans le tendon; & même cette grande disposition à l'ossification, jointe aux mouvemens violens des tiraillemens que souffrent ces extrêmités, des muscles y transforment souvent le périoste en couches osseuses plus nombreuses, plus avancées que celles qui se trouvent sous les parties charnues; & c'est delà que viennent les tubérosités & les inégalités des os aux endroits des attaches des muscles.

On sçait que Clopton Havers a démontré que les périostes tirent leur origine de la dure-mere; quelques Anatomistes, au nombre desquels nous osons nous compter, ont vérifié encore depuis Havers, cette ancienne opinion. D'où il résulte que cette célebre envelope du cerveau, regardée par les Anciens comme la mere de toutes les membranes, est réellement celle du perioste & des muscles. Mais ceux qui n'auront pas les occasions, ou la patience de se convaincre de nouveau de cette vérité sur des embryons, trouveront

ART. IV. Action du fluide nerveux dans le muscle.

§. I. Structure du muscle.

Exemple frapant de l'origine des muscles

jusques dans quelques muscles de la tête de l'adulte, & en particulier dans ceux des yeux, des vestiges assez frapans de cette généalogie, même en ligne directe des tendons & des muscles.

Tout le monde sçait que la dure-mere, à l'entrée du nerf optique dans le trou de ce nom, se divise en deux lames, dont l'une fournit une gaine à ce nerf, ou plutôt sa paroi extérieure; & l'autre va tapisser l'orbite ou faire son périoste. Cette derniere lame se divise visiblement en deux, dont l'interne forme les muscles de l'œil, & l'externe tapisse réellement l'orbite; mais elle le fait par une lame extrêmement mince, parce qu'elle a perdu la moitié de son épaisseur, en fournissant à la production de ces muscles.

19. Rien n'est plus simple que la formation des muscles par ces lames nerveuses; ce sont des especes d'aponévroses, dont les fibres sont d'un tissu, d'un calibre extrêmement serré, qui n'admet que le fluide instrument du sentiment; (a)

(a) Je sçai qu'un grand homme se croit auto-

ART. IV. Action du fluide nerveux dans le muscle.

§. I. Structure du muscle.

Que ces interstices soient dilatés au point d'admettre des milliers de vaisseaux sanguins, que ces calibres soient assez amplifiés pour recevoir une grande quantité du suc nerveux, & les rézeaux nombreux de nerfs, d'artérioles & de vénules qui les tapissent & qui les lient, voilà des fibres musculaires. Ces transformations se manifestent sensiblement, aux yeux de l'Anatomiste attentif, dans les muscles frontaux & occipitaux, dans ceux de l'oreille externe, dans ceux de toute la face, &c. & enfin dans les fibres musculaires des ganglions bien reconnues pour telles par Lancisi, &c.

Pourquoi le muscle n'est pas une production des nerfs, plutôt qu'une suite des lames de la dure-mere.

20. Mais pourquoi, dira quelqu'un, les ramifications nerveuses elles-mêmes, dépouillées de leurs tuniques extérieures & dilatées, ne feroient-elles pas les fibres musculaires.

---

risé par de nombreuses expériences, à refuser le *sentiment* à la dure-mere, au périoste, &c. Mais j'ai répété ses expériences; j'y en ai ajouté plusieurs autres, & je crois avoir des preuves bien décisives en faveur de l'ancienne opinion. C'est ce qu'on verra dans le Mémoire placé à la suite de celui-ci.

ART. IV. Action du fluide nerveux dans le muscle.

§. I. Structure du muscle.

1°. Parce qu'il est visible à quiconque a disséqué des muscles, qu'ils sont déjà faits, avant que le nerf vienne s'y rendre. Qu'on examine à quelle distance du principe des muscles de l'œil s'insérent les diverses branches de la troisieme, de la quatrieme & de la sixieme paire des nerfs. Les portions de ces muscles, qui précédent ces insertions, ne peuvent pas être faites par ces nerfs dont les fibres tendent aussi vers l'œil. Or si cette portion postérieure a un autre principe, tout le muscle l'a pareillement; puisque le reste de cet organe n'est que la suite ou la continuation des fibres de cette portion; & cette portion elle-même, est sensiblement la suite de l'aponévrose ou de la lame du périoste ou de la dure-mere, ce qui seul suffiroit pour détruire l'opinion objectée.

2°. Quand même on voudroit fermer les yeux sur les raisons précédentes, n'est-il pas encore évident que les branches des nerfs, qui s'insérent dans les muscles, n'auroient jamais assez de substance pour fournir à des corps d'un aussi grand volume.

Définition du muscle.

Le muscle est donc originairement une

ART. IV. Action du fluide nerveux dans le muscle.

partie toute nerveuſe, iſſue immédiatement ou médiatement de la dure-mere, dont les filets amplifiés & unis à un concours des ramifications de vaiſſeaux nerveux & ſanguins, forme ce qu'on apelle une partie charnue & l'organe du mouvement.

§. II.

Les principaux Phénomenes du mouvement muſculaire.

L'Académie, en nous preſcrivant d'expliquer cette action ſi ſurprenante, *par laquelle nous voyons le mouvement & le repos ſe ſuccéder réciproquement dans les muſcles, & preſque dans un même inſtant*, nous propoſe la circonſtance de ce mouvement la plus difficile, la plus propre à caractériſer ſa cauſe; mais elle n'exclud pas les autres circonſtances de ce phénomene que le même principe doit expliquer.

Les circonſtances du mouvement muſculaire les plus interreſſantes, & qui ſont avouées de tous les Phyſiciens ſont les ſuivantes....

Trois états du muſcle.

1. Le muſcle à trois états....

Un relâchement extrême, une forte de mort, qui ne lui laiſſe qu'une eſpece de reſſors paſſif ou dépendant de ſa ſimple ſtructure ; tel eſt l'état du muſcle dans le cadavre, où les fibres allongées & coupées ou rompues ne laiſſent pas de ſe retirer vers leurs points fixes par cette eſpece de reſſors.

ART. IV. Action du fluide nerveux dans le muſcle.

§. II. Phénomenes du mouvement muſculaire.

Le ſecond état eſt un relâchement moyen, qu'on apelle tout court le *relâchement du muſcle*, comparé à ſa contraction, dont il n'eſt proprement que la ceſſation ; mais dans ce relâchement le muſcle garde encore un certain ton, un certain reſſors de vie. Ce reſſors eſt contrebalancé par le muſcle Antagoniſte, & quand ce contrepoids manque, comme lorſque cet Antagoniſte eſt coupé ou paralytique, ce ſeul reſſors naturel ſuffit pour emporter la partie, où le muſcle s'attache, vers le point fixe de cet organe moteur. Delà les difformités des parties, du viſage en particulier, lorſque les muſcles d'un côté étant paralytiques, le reſſors naturel ſeul de leurs Antagoniſtes entraîne la partie de leur côté.

Enfin, le troiſieme état du muſcle eſt ſa *contraction*, ou l'action par laquelle cet organe ſe raccourcit.

ART. IV. Action du fluide nerveux dans le muscle.

2. Si vous liez séparément ou le nerf ou l'artere qui va à un muscle, vous rendez également ce muscle paralytique : ainsi que nous l'avons déjà observé, Article I.

§. II. Phénomenes du mouvement musculaire.

3. Dans l'état de contraction, le muscle, en devenant plus court, devient en même tems un peu plus large, plus dur, sans augmenter cependant de volume : Au contraire, il y a un resserrement, une diminution de volume, visible sur-tout dans le cœur, & constatée par l'expérience de Glisson, qui est que..., un bras vigoureux étant plongé dans l'eau, il tient la surface de ce liquide plus élevée, lorsque ses muscles sont relâchés, & la fait descendre, quand ils sont en contraction. Enfin les yeux mêmes décident que le muscle contracté devient un peu pâle.

4. Nous sommes les maîtres de contracter & de relâcher un muscle avec une vîtesse étonnante, comme l'a très-judicieusement remarqué l'Académie. Nous pouvons encore faire cette contraction & ce relâchement à différens degrés, & plus ou moins long-tems, selon notre bon plaisir.

5. La dureté du muscle en contraction est proportionnée, non à la grandeur de

ſa contraction, mais à l'effort avec lequel il ſe contracte. Pliez l'avant-bras, ſans aucun obſtacle, ſes muſcles fléchiſſeurs ne ſeront preſque point tendus; faites ce mouvement au même dégré, en levant un poids, ces muſcles ſeront d'autant plus durs que le poids ſera plus peſant.

ART. IV. Action du fluide nerveux dans le muſcle.

§. II. Phénomenes du mouvement muſculaire.

6. Le muſcle contracté paroît ridé, raboteux.

7. De l'eau tiéde injectée dans l'artere d'un muſcle ou vivant ou récemment mort, excite, rapelle ſa contraction.

§. III.

Expoſition & réfutation de quelques hypothèſes principales ſur le Mouvement muſculaire.

1. Les principaux ſyſtêmes imaginés pour expliquer ce phénomene ſe réduiſent à faire influer du cerveau dans les fibres muſculeuſes, au gré de la volonté, un fluide qui gonfle ces fibres, & qui augmente leur largeur aux dépens de leur longueur, & cela de concert avec le ſang. Les uns diſent que ce ſang tient les véſicules, dont ils veulent que les fibres ſoient

ART. IV. Action du fluide nerveux dans le muscle.

§. III. Systêmes réfutés.

composées, ouvertes à l'introduction du fluide nerveux. Les autres font fermenter ou rarefier ce sang, par l'influence des esprits ; ils prétendent que cette raréfaction prompte comme l'explosion de la poudre à canon, gonfle les fibres qu'ils suposent ou faites en lozange, ou tournées en spirale ; & le lozange ou la spirale élargie, se raccourcit d'autant. D'autres, sans fermentation, font étrangler le vaisseau sanguin par la contraction du nerf, dont il est entortillé : Ce vaisseau sanguin étranglé, de tube uniforme qu'il étoit, devient une espece de chapelet ; ce changement le racourcit, il entraîne avec lui les fibres musculaires, & racourcit tout le muscle. Enfin, le plus grand nombre s'en tient à l'influence des esprits animaux du cerveau dans un nombre prodigieux de vésicules, dont la fibre musculaire est composée, & à chacune desquelles vésicules ils font aboutir une extrêmité nerveuse.

2. Le concours du sang au mouvement musculaire par un entortillement des vaisseaux artériels, qui tiennent les fibres ouvertes au fluide nerveux, ne se comprend pas. Il paroît au contraire que les vaisseaux, dont on supose les fibres vésicu-

laires entortillées, étant pleins de ſang, ils doivent étrangler ces fibres, les fermer comme une ligature & ſuprimer l'influence du ſuc nerveux.

ART. IV. Action du fluide nerveux dans le muſcle.

§. III. Syſtêmes réfutés.

3. On demande aux Partiſans de l'opinion qui attribue le mouvement des muſcles au ſang rarefié par l'influence des eſprits, ou à la *copule exploſive*, qui ſuit leur union, comment un mêlange de deux ſubſtances, comme le ſang & les eſprits qui ne ſont ni acides, ni alkalis, peut faire une efferveſcence ? Ils répondront peut-être que c'eſt une ſimple ſupoſition qu'ils demandent à établir par la juſteſſe des aplications. C'eſt donc par-là qu'il faut examiner cette hypothèſe. 1°. Tout le monde convient aſſez que le ſang artériel eſt pénétré d'eſprits animaux, & que tous les muſcles ſont remplis de ces deux fluides, comme on s'en convainc encore par les expériences ſur le cœur de l'anguille ſéparé du corps, lequel à chaque ſiſtole exprime un peu de ſang de ſa ſubſtance. Or puiſqu'il ne faut qu'un mêlange de ſang & d'eſprit pour faire une efferveſcence ; & delà une contraction du muſcle, & qu'il y a toujours l'un & l'autre fluide dans les muſcles, il s'enſuit que ces organes

ART. IV. Action du fluide nerveux dans le muscle.

§. III. Systêmes réfutés.

devroient être indépendamment de la volonté, dans une contraction permanente, dans une espece de *Tetanos* universel ; maladie fort dangereuse, & que nous n'avons pas, parce qu'heureusement ces principes ne sont pas connus de la nature. 2°. La raréfaction est un effet, dont la révolution a un tems assez réglé, déterminé, & communément assez long. Ainsi, dès qu'on supose que le mêlange des esprits animaux & du sang artériel poussé dans les fibres musculaires fait effervescence ; le période de cette effervescence sera toujours le même. La volonté sera peut-être bien la maîtresse d'envoyer plus ou moins d'esprits, & de le continuer plus ou moins long-tems, & de faire par-là une effervescence plus ou moins ample, plus ou moins longue, une contraction musculaire plus ou moins forte, plus ou moins durable à un certain degré ; mais non pas au degré que nous connoissons être existant dans la nature. Ce mêlange une fois fait, le reste du phénomene ne dépend plus de notre ame, l'effervescence suivra ses loix ; la volonté ne pourra en abreger la révolution. Or, quand nous le voulons, la plus violente *contraction d'un muscle* est suivie, dans l'instant, du *plus grand relâchement.* Il faut donc que ces Physiciens prouvent que le plus copieux mêlange de sang artériel & d'esprits, & la plus ample effervescence qu'il en puisse résulter, peuvent ne durer que cet instant infiniment petit ; & je crois cette preuve impossible.

ART. IV. Action du fluide nerveux dans le muscle.

§. III. Systêmes réfutés.

Ajoutons à tout ceci, que la pâleur du muscle contracté prouve que cette contraction n'est pas l'effet de la raréfaction du sang, ni même du sang non fermenté qu'on suposeroit porté avec impétuosité dans les fibres musculaires, & retenu dans ces organes par l'étranglement des vaisseaux, comme le soutiennent d'autres Physiciens.

4. Les Défenseurs de cette derniere hypothèse veulent que cet étranglement soit l'effet de la contraction des fibres nerveuses ; mais ils suposent ce qui est en question ; & si les fibres nerveuses ont cette contraction, le phénomene est exécuté par elles-mêmes, & les vaisseaux sanguins sont-là inutiles. De plus ce systême fait les vaisseaux sanguins les organes du mouvement musculaire, & prive de cet office les fibres du muscle ; ce qui répugne à la raison & à toutes les observations.

ART. IV. Action du fluide nerveux dans le muscle.

§. III. Systêmes réfutés.

Enfin, un défaut commun à tous ces méchanismes où le sang est l'instrument immédiat du gonflement du muscle, c'est que l'effet est trop lent; qu'il doit avoir une certaine durée marquée, & qu'on ne peut l'allonger, l'abreger, le varier enfin avec la promptitude requise, eu égard à sa durée & à sa force. Ces défauts sont inséparables de toute action, de tout gonflement opérés par une liqueur aussi grossiere que le sang. Nous en avons un exemple convaincant dans le gonflement des corps caverneux du Priape exécuté par cette liqueur retenue aussi & amassée dans leurs cellules par la contraction des tissus nerveux qui forment ces corps.

5. Des vésicules à remplir & à vuider demandent encore du tems; cependant ce systême paroît, à cet égard, le moins déraisonnable de tous. En suposant les vésicules extrêmement petites & multipliées, & en leur donnant à chacune un petit tuyau nerveux, on diminue extrêmement la lenteur qui seroit nécessaire, si le muscle n'étoit qu'une vessie. 1°. Parce que cette vessie unique contient une quantité prodigieuse de fluide, en comparaison de la file du vésicule qu'on lui substitue. 2°. Par-

ce que la grande vessie n'a qu'un tuyau, par lequel il faut que cette grande quantité de fluide passe successivement, au lieu que les vésicules infiniment petites ont chacune le leur. Or un grand nombre de tuyaux doit avoir bientôt rempli fort peu de vuide. Pour concevoir la premiere raison de cette diminution de lenteur, voyez dans la Figure neuvieme, les trois especes de vésicules, a, b, c, lesquelles étant vuides & allongées atteignent toutes également du point D. au point E, & étant remplies, elles se retirent aussi toutes également au point F. On voit clairement que les frais de cette plénitude, de cette contraction sont bien différens dans ces trois genres de vessies. Les yeux seuls nous en convainquent, & les mathématiques démontrent que si la file, a, est de cent vésicules, dont chacune ait un diametre de la centieme partie de celui de C, cette file, a, sera remplie & contractée avec la dix millieme partie du fluide, qui seroit nécessaire pour remplir la vessie, c (*a*)

ART. IV. Action du fluide nerveux dans le muscle.

§. III. Systêmes réfutés.

Planch. V.

(*a*) La solidité des sphéres est en raison triplée de leur diametre. Celui de la vessie, c, étant supposée de 100 parties, sa solidité est 1000000. Or

Art. IV. Action du fluide nerveux dans le muscle.

§. III. Systêmes réfutés.

Mais malgré ces avantages du systême des vésicules, plusieurs raisons prouvent que ce méchanisme n'est pas encore celui de la nature.... 1°. Outre celles que j'ai déjà raportées quelque augmentation de vîtesse qu'on obtienne par la multiplication des vésicules, comme la lenteur de la premiere suposition ou de la vessie unique est extrême, il en restera toujours trop pour égaler la promptitude reconnue dans le mouvement des muscles. 2°. En suposant même ces vésicules glonflées avec la derniere vîtesse, comment expliquer la promptitude, avec laquelle un muscle se relâche, quand nous le voulons? On sçait que ce relâchement se fait aussi vîte que la contraction; ce qu'on ne peut expliquer dans cette hypothèse, qu'en disant que le fluide nerveux qui a gonflé les vésicules, s'en échape avec la même vîtesse, avec laquelle il les a remplies, que par conséquent il y a à ces vésicules des vaisseaux

---

le diametre des vésicules, a, a, est (hypoth.) 1. leur solidité est 1.

Par conséquent la solidité de la file des cent vésicules est 100. La partie qu'elles font de la vessie, C, est donc $\frac{100}{1000000}$ ou $\frac{1}{10000}$. C. Q. F. D.

vaiſſeaux de ſortie égaux à ceux de l'affluence ; or ſi cela eſt, le fluide nerveux ſortira de la véſicule à meſure qu'il y ſera entré ; il ne s'y en fera aucun amas ; il n'y aura donc ni gonflement des véſicules, ni contraction muſculaire. 3°. Le ſyſtême des véſicules fonde la force des muſcles ſur le parallèle qu'on fait de cette force avec celle de la veſſie qui, gonflée d'air, éleve un poids conſidérable, quoique l'impulſion de l'air qu'on y introduit, ſoit extrêmement petite. Mais cette grande force de la petite impulſion de l'air vient en partie de ce qu'il parcourt un grand eſpace, tandis que le corps levé fait peu de chemin ; c'eſt-à-dire, que la raiſon du grand effet de la petite force eſt la lenteur avec laquelle elle le produit. Or, puiſque le ſyſtême des véſicules tend à détruire cette lenteur, il ſe dépouille donc auſſi de l'avantage qu'il en voudroit tirer. Par conſéquent tout le poids, qu'un muſcle leve, tombe directement ſur l'impulſion même du fluide nerveux dans les tuyaux des véſicules, ce qui ne fait pas une petite difficulté dans ce ſyſtême ; car où trouver dans le fluide nerveux le prin-

ART. IV. Action du fluide nerveux dans le muſcle.

§. III. Syſtêmes réfutés.

ART. IV. Action du fluide nerveux dans le muscle.

cipe de cette impulsion si impétueuse, si puissante ?

§. III. Systêmes réfutés.

Mais un défaut plus capital encore & commun à tous les systêmes précédens, c'est qu'ils supposent tous que la contraction du muscle se fait par l'influence actuelle du fluide animal du cerveau dans le muscle, & ils attribuent la force de ce dernier organe à la puissance impulsive de cette influence ; c'est-là ce qu'ils apellent le *momentum influxûs*. Or cette grande suposition générale est absolument fausse & contraire aux expériences incontestables de notre Article I. §. II. où nous faisons voir que des animaux ont vécu, marché, fait toutes leurs fonctions, sans avoir de tête : Que des cœurs séparés du corps, des morceaux même de cœurs, ont eu leurs mouvemens de sistole & de diastole : Le *momentum influxûs* est donc une chimere. Le principe du mouvement des muscles aporté par les nerfs & les arteres, réside donc nécessairement dans l'organe, il y subsiste un certain tems, sans avoir besoin d'être réparé, & il y agit sans une impulsion propagée du cerveau, & par un mouvement spontané, que nous tâcherons d'expliquer.

Art. IV. Action du fluide nerveux dans le muscle.

§. III. Systêmes réfutés.

Envain allégue-t-on en faveur de cette hypothèse de l'affluence impulsive des esprits, qu'ayant coupé la tête à une grenouille, & poussé un stilet dans le canal de la moëlle épiniere ; 1°. Du côté du tronc, on a fait contracter les muscles des extrêmités ; 2°. Du côté de la tête, on a mis en convulsion les muscles des yeux ; d'où l'on prétend inférer que le stilet est une espece de piston, qui force les esprits à couler dans les muscles ; comme si un piston aussi peu exact pouvoit avoir prise sur un pareil fluide ! Au lieu de stilet, j'ai introduit dans ces canaux moëlleux un instrument extrêmement pointu, & j'ai eu les mêmes effets qu'avec le stilet. Donc ce n'est point comme piston qu'il les a produits, mais comme un stimulant qui a rompu des fibres & excité leur sensation, & delà le mouvement des muscles situés au-dessous.

§. IV.

Notre explication du mouvement musculaire.

1. La fibre musculaire est un canal dont les parois sont faites d'une infinité de fils

Art. IV. Action du fluide nerveux dans le muscle.

liés entr'eux, & dont la cavité est divisée en un grand nombre de cellules en lozanges, ou aprochantes de cette figure.

§. IV Notre Systême.

Planche V.

2. Les lames, qui forment ces cellules, partent des fils qui composent ces parois, & elles communiquent entr'elles, de même que les fibres qui composent les divers faisceaux du muscle.

3. Par cette structure, que nous suposons dans les figures 10, 11 & 12, plus simple & plus réguliere qu'elle n'est dans la nature, pour plus de netteté, on voit clairement que la fibre 10 étant vuide, & ses lozanges allongées, elle devient très-longue; & que cette même fibre, dans les fig. 11 & 12 ayant ses cellules ou ses lozanges remplies de fluide, elle s'élargit considérablement & se raccourcit d'autant.

4. Le même méchanisme auroit lieu, si l'on suposoit que les fibres musculaires fussent des especes de cordes torses à la façon de nos cordes de chanvre. Le fil élémentaire & non tors, fig. 13; dont la longueur naturelle iroit d'A en B, s'éloigneroit beaucoup du point B. fig. 14, par les seuls circuits qu'il feroit en se joignant & se tordant avec plusieurs autres fils semblables; & cette corde se raccourciroit encore da-

vantage, fig. 15 & 16, en la gonflant d'un fluide, qui, en augmentant ſon diametre & les contours de ſes fils, raccourciroit d'autant la longueur de la corde qu'ils forment.

ART. IV. Action du fluide nerveux dans le muſcle.

§. IV. Notre Syſtême.

5. Il ſuffira donc maintenant, pour expliquer les différens états des muſcles, (§. II. N°. I.) d'y établir l'action d'un fluide qui rempliſſe ou dilate ſes fibres ou leurs interſtices ou leurs cellules, dans toutes les circonſtances que nous offrent ces phénomenes, (§. II.)

6. Il coule par les nerfs dans les muſcles (Art. I.) une lymphe nervale, (Art. III. §. V.) animée d'un fluide vital, qui lui eſt uni phyſiquement, & dont toutes les particules ſont elles-mêmes unies, par le ſouverain Auteur, à la ſubſtance capable de ſentir & de vouloir.

7. Tout ce qu'il y a dans l'économie animale de parties nerveuſes ou de parties fournies de nerf, comme les muſcles, eſt pénétré & imbu de ce fluide; & par-tout s'y trouve auſſi l'eſpece de triumvirat qu'il forme; lymphe nervale, fluide animal, ame.

8. C'eſt la lymphe nervale pouſſée par les puiſſances générales de la circulation,

ART. IV. Action du fluide nerveux dans le muscle.

§. IV. Notre Systême.

& immédiatement par la pulsation du cerveau, qui porte dans toutes ces parties les autres principes qui lui sont unis. C'est, à son tour, la plus sublime portion de ce précieux composé, qui, parvenu à l'organe, remue & tout le composé, & par lui, le solide qui le renferme. (*a*)

9. Les Partisans du fluide des nerfs sont convenus jusqu'ici unanimement que la liaison de l'ame avec l'esprit animal, est telle, qu'au premier acte de la volonté, celui-ci est porté du cerveau dans les régions les plus éloignées de ce réservoir. Cette trop généreuse hypothèse prodigue,

---

(*a*) Il faut bien se garder de penser que par cette existance locale de l'ame, & par son transport aparent d'un lieu dans un autre, nous entendions attacher aucune idée physique, corporelle, à ces expressions. Il est évident que l'ame étant immatérielle, elle n'est proprement en aucun lieu, elle n'occupe aucune place; & qu'ainsi elle ne peut passer physiquement d'un lieu dans un autre: Elle n'y est qu'en puissance ou par sa puissance, par ses actes, ses facultés, &c. & elle ne se transporte que de la même maniere. C'est surquoi nous nous expliquerons plus amplement à l'Article de *l'irritabilité* du Traité suivant.

contre la vérité, les mouvemens de ces puissances. Notre système, en les plaçant dans les parties mêmes (§. III. N°. 5. & Art. I. §. II.) exécute les plus grandes expéditions musculaires, avec les moindres mouvemens, (N°. 13 & suiv.) conformément aux faits & aux vues d'une nature économe.

ART. IV. Action du fluide nerveux dans le muscle.

§. IV. Notre Système.

10. Tout Etre pensant s'aperçoit qu'il n'y a nul repos parfait dans la substance qui l'anime, & que certain état même de rêverie, où il la croit oisive, n'est qu'une action moins vive, moins variée, moins réfléchie de cette substance.

Le Physicien est de son côté convaincu que tous les fluides d'une extrême subtilité sont dans une agitation perpétuelle.

Du concours de ces deux vérités il résulte que la partie active & la plus sublime du fluide nerveux qui remplit les fibres musculaires, est, tant que l'animal vit, dans une action continuelle.

Méchanisme du ton naturel du muscle.

11. Tout fluide agité se gonfle, prend un plus grand volume. Le fluide nerveux d'un vivant doit donc occuper plus d'espace que celui d'un mort, & gonfler par conséquent au premier degré, ses fibres musculaires auxquelles il donnera, par-là,

ART. IV. Action du fluide nerveux dans le muſcle.

ce *reſſors de vie*, qu'on apelle le *ton naturel* du muſcle, (§. II. N°. 2.) reſſors dont manquent les ſolides d'un mort.

Notre Syſtême.

12. Ce reſſors de vie étant l'état le plus ordinaire, eſt comme naturel au muſcle; la quantité du fluide nerveux néceſſaire pour le produire, eſt celle qui eſt auſſi pouſſée naturellement dans cet organe par les puiſſances ordinaires ou perpétuelles (8) de la machine. Mais puiſqu'il eſt démontré (Art. IV. §. III. N°. 4.) que la contraction du muſcle ne dépend pas de ſa *communication inſtantanée* avec le cerveau, ni d'une *influence ſimultanée* (Art. I. §. II.) du fluide nerveux; il s'enſuit que cette même quantité médiocre du fluide nerveux, qui fait le ſimple ton naturel du muſcle, ſuffit pour faire auſſi ſa contraction. Or cette contraction ſupoſe néanmoins néceſſairement une plus grande dilatation de ſes véſicules, par le fluide qu'elles contiennent. Donc cette médiocre quantité de fluide, qui a ſuffi pour le ton ſimple du muſcle, ne ſuffit pour ſa contraction que parce qu'elle a un *mouvement expanſif*, qui lui fait encore occuper un plus grand eſpace. Mais cette contraction eſt l'effet de la volonté ou d'une action de l'ame. Donc

Sa contraction dépend d'un mouvement expanſif.

l'espece d'action imprimée au fluide des nerfs ou des fibres musculaires, par la volonté de mouvoir, est un *mouvement expansif.*

ART. IV. Action du fluide nerveux dans le muscle.

§. IV. Notre Systême.

Voilà ce mouvement prouvé par la nécessité des faits. Achevons de persuader nos Lecteurs que ce mouvement est aussi vraisemblable que réel.

Nouvelles preuves du mouvement expansif.

13. Dès que l'on conçoit que chaque particule du fluide nerveux ou de l'esprit animal est animé ou lié par l'Être suprême à la substance vraiment active & le siege primitif des sensations & du mouvement, & que d'un autre côté on veut bien que l'action de cette substance, sa volonté, transporte dans l'instant ce fluide dans toute l'étendue d'un nerf, il devient bien plus aisé à croire que ce même acte de la volonté écarte les unes des autres, épanouisse, pour ainsi dire, les particules du fluide animal, & par lui de tout le fluide nerveux, qui remplissent les cellules des fibres musculaires. Pour ce mouvement expansif, la particule du fluide nerveux n'est pas déplacée de tout son diametre, car la fibre en étant suposée remplie, une expansion de tout le diametre feroit la fibre & le muscle une fois plus larges qu'ils ne sont dans le

Sa petitesse infinie.

ART. IV. Action de fluide nerveux dans le muſcle.

relâchement. Or ce diametre de la particule du fluide animal eſt bien des milliers de fois plus petit que celui d'un cheveu. L'eſpace parcouru par chaque particule, lequel meſure l'action ou l'effet de l'ame ſur ce fluide, eſt donc bien des centaines de millions de fois plus petit que celui qu'on lui fait exécuter dans l'hypotheſe vulgaire : celle-ci eſt donc autant de fois moins vraiſemblable que la nôtre ; car la nature uniforme dans ſa conduite fait tout au moindre frais poſſible.

§. IV. Notre Syſtême.

Uſages du concours du ſang dans la contraction du muſcle.

14. Nous avons vu (Art. I. §. III.) que le concours du ſang artériel eſt néceſſaire au mouvement muſculaire, comme cauſe médiate & générale, mais non pas comme cauſe immédiate & ſimultanée (*ibid.* N°. 3.) puiſque, dans toutes nos expériences, les muſcles ont joui de leur contraction pluſieurs minutes après l'interception de l'affluence du ſang artériel. Nous nous ſommes crus autoriſés, par nos obſervations, à penſer (Art. IV. §. I. N°. 16.) que les arterioles, qui ſe ramifient dans nos fibres, y verſent une lymphe ſpiritueuſe analogue à celle qui coule dans les nerfs, lymphe artérielle qui eſt la ſource de celle qui s'eſt filtrée dans les filieres du cerveau, & qui

étant un peu plus grossiere que celle qui a pu enfiler ces filieres, devient par-là plus propre à s'y joindre, à la rendre plus copieuse, plus puissante dans son mouvement d'expansion. Peut-être le sang artériel a-t-il encore une autre utilité dans cette fonction. On sçait qu'il est le principe de la chaleur du corps; il seroit possible que la lymphe nervale, gélatineuse, eût besoin de cette chaleur, pour avoir la liquidité nécessaire à ses fonctions, & que ce fut par le défaut de cette fluidité que le froid qui nous saisit les mains, nous les rend gourdes, comme étoient les jambes de derriere des chiens de nos observations. (Art. I. §. III. N°. 2, 3.) Il est vrai que dans ces expériences j'ai tâché de supléer à ce manque de chaleur par celle du feu, mais ce substitut n'est pas un équivalent, le sang artériel a une chaleur humide, délayante, spiritueuse, propre à liquefier une lymphe gélatineuse, que le feu pourroit plutôt dessécher, coaguler. Cependant je pense que l'usage principal & essentiel du sang artériel est de fournir aux fibres musculaires un suplément de lymphe nervale subalterne, mais très-alliée de celle des nerfs, suplément nécessaire dans les grands animaux où les mouvemens

ART. IV. Action du fluide nerveux dans le muscle.

§. IV. Notre Systême.

Le sang fournit aux muscles un fluide moteur auxiliaire de celui des nerfs.

Art. IV. Action du fluide nerveux dans le muscle.

§. IV. Notre Systême.

sont considérables, les nerfs fort serrés, peu propres à porter beaucoup de fluide, & même le cerveau fort petit ou incapable d'en fournir une grande quantité, tel est celui des quadrupedes. C'est donc par ce suplément de suc nerveux subalterne, qu'un mulet, qu'un âne, qui ont si peu de cerveau, si peu d'esprits animaux, comparés à l'homme, ont cependant une force si supérieure à la nôtre : ils ont beaucoup de sang, de grands poumons, & ainsi un grand magasin de cette lymphe gélatineuse, spiritueuse, auxiliaire ; au contraire, dans les animaux en qui toutes les liqueurs ne sont presque que cette lymphe mucilagineuse, ils n'ont pas même besoin de ce suplément tiré du sang artériel. Ils sont tout cerveau, tout suc nerveux, le sang devient un fluide inutile ; aussi la nature ne leur en a point donné. Tels sont les limaçons, les vers de terre, les polypes, &c.

Une expérience de M. Chirac (a) me paroît prouver encore cette fonction des liqueurs artérielles, de fournir aux fibres

(a) Philosophical transact. Abridged, tome 3. page 25.

ART. IV. Action du fluide nerveux dans le muſcle.

§. IV. Notre Syſtême.

muſculaires un fluide auxiliaire analogue à celui du cerveau & des nerfs. Ce grand Médecin enleva à pluſieurs chiens, le cerveau, le cervelet & la moëlle allongée : Quelques-uns conſerverent leurs mouvemens, comme on l'a obſervé ci-devant; mais enfin ils moururent quelques momens après, par l'épuiſement, ſans doute, du fluide moteur qu'on a vu qui réſide un certain tems dans les muſcles, & par la ceſſation de l'affluence du ſang, qui y porte le fluide auxiliaire. Alors notre Anatomiſte pouſſa de l'air dans les poumons de ces animaux & leur rendit par-là le mouvement, non-ſeulement au cœur, mais même au reſte du corps. La ſource capitale du mouvement muſculaire, le cerveau, le cervelet & la moëlle allongée, ayant été ſuprimée par l'opération de M. Chirac, la vie n'a pu être rapellée dans ces animaux que par ſa ſeconde ſource, le fluide nerveux auxiliaire que porte dans les organes l'affluence du ſang que ce Médecin a rétablie, en ſoufflant dans les poumons, & même en redonnant au ſang, par ce ſouffle, cet eſprit ſubtil de l'air magaſin du fluide animal que lui fournit la reſpiration.

ART. IV. Action du fluide nerveux dans le muscle.

Notre Systême.

15. Le muscle ne se contractant que parce que ses fibres sont gonflées, élargies par l'expansion du fluide neveux, il semble qu'on devroit s'attendre à voir son volume total s'augmenter; mais cette contraction expulse de ses interstices le sang, dont il hâte par-là le retour vers le cœur, ainsi que l'éprouvent ceux qui courent; c'est aussi par ce méchanisme que les Chirurgiens rendent le jet du sang de leurs saignées plus brillant, en faisant contracter les muscles qui matelassent le bras saigné. Or les vaisseaux sanguins occupant une partie considérable du volume du muscle, ce qui est sensible par la rougeur qu'ils lui communiquent. Il n'est pas étonnant que le sang expulsé par la contraction des fibres compense avec excès le gonflement qu'exige cette fonction, d'autant plutôt que ce gonflement assez peu considérable, par lui-même, produit un raccourcissement qui se joint encore à l'expulsion du sang pour diminuer le volume du muscle. La pâleur, qu'on remarque alors à cet organe privé de sang, est une confirmation de l'explication précédente.

Raison de la promptitude de la contraction.

16. La petitesse presqu'infinie du déplacement que supose le *mouvement expansif*

du fluide nerveux, & son union intime avec l'ame, expliquent parfaitement la promptitude étonnante de la contraction. Celle du relâchement, qui la suit à volonté, résulte du même principe. Le fluide n'a pas plus d'espace à parcourir, pour se remettre dans son premier état, dans son état naturel, & il y est sollicité par l'affinité ou l'attraction qui se trouve généralement entre les particules de même nature; car le mouvement d'expansion est forcé & ne subsiste que tant que l'ame le soutient contre cette précédente force attractive ou *congrégative*, si l'on peut dire, laquelle est l'antagoniste de la *force expansive*.

ART. IV. Action du fluide nerveux dans le muscle.

§. IV. Notre Système.

Celle du relâchement aussi promt.

17. *Le mouvement expansif* étant un effet de la volonté, & la dureté du muscle étant proportionnée à l'un & à l'autre, il est naturel que celle-ci soit plus considérable pour élever un poids de 100 liv. que pour en soutenir un de 10 liv., parce que le premier exige un plus grand effort, un acte plus violent de la volonté, une expansion enfin plus vigoureuse. Il n'en est pas de même du relâchement; il est toujours le même, parce qu'il est produit par une cause purement physique, qui est uniforme & incapable par elle-

Pourquoi le muscle est plus dur pour élever 100 liv. que pour 10 liv.

ART. IV. Action du fluide nerveux dans le muscle.

même de ces variations spontanées ou volontaires.

18. Les lames, qui divisent la cavité de la fibre musculaire en plusieurs cellules, étant (Art. IV. §. IV. N°. 2.) des productions des parois même de ces fibres, ces cellules ne sçauroient être gonflées, comme les represente la Fig. 12, qu'elles ne tirent vers l'axe de la fibre les portions des parois auxquelles elles sont attachées, tandis que l'espace de ces parois, qui est libre de ces attaches, sera poussé en dehors par l'expansion du fluide nerveux. D'où il résultera des bossettes, des rides dans toute l'étendue des fibres, & par conséquent dans toute la surface des muscles contractés. A quoi il faut ajouter que les nombreuses ramifications des vaisseaux sanguins, répandus dans le muscle, doivent être froncées par sa contraction, & augmenter d'autant les rides qu'on y aperçoit dans cet état.

§. IV. Notre Systême. Raison des rides du muscle contracté.

19. L'eau tiéde injectée par l'artere dans un muscle y rapelle la contraction. 1°. En poussant dans les fibres musculaires la lymphe gelatino-spiritueuse des extrêmités arterielles.... 2°. En aiguillonnant, par son impulsion & sa chaleur, le principe actif, comme

comme on le fait en piquant un muſcle, ou en jettant deſſus de l'eau chaude.

ART. IV. Action du fluide nerveux dans le muſcle.

§. II. Notre Syſtême.

Lymphe nervale viſqueuſe, principe de la vie tenace.

20. La lymphe nervale, une fois apor-tée dans les fibres, y ſuit les loix ordinaires de la circulation, elle y réſide un certain tems & n'en ſort que pour rentrer dans des veines lymphatiques de ſon eſpece, ou pour ſe diſſiper par la tranſpiration. Son ſéjour dans les organes du mouvement & ſon action locale expliquent ces battemens du cœur ſéparé du corps, ces mouvemens des muſcles du tronc & des extrêmités dans des animaux auxquels on avoit coupé la tête, &c. Certains animaux, comme les anguilles, les viperes, donnent de ces mouvemens ſinguliers plus vifs & plus long-tems, parce que leur lymphe nervale eſt plus gélatineuſe, plus tenace & comme réſineuſe, ſi l'on peut dire, & nullement tranſpirable; ce qui eſt encore bien prouvé pour le tems prodigieux qu'on garde les viperes, ſans leur donner aucun aliment: c'eſt par cette nature glutineuſe de ſon fluide tout nerveux que le polype eſt comme indeſtructible. Il n'en eſt pas ainſi de tous les animaux fort ſanguins, très-chauds, dans leſquels la circulation eſt fort vive, les

Art. IV. Action du fluide nerveux dans le muscle.

liqueurs très-fluides, & la transpiration fort abondante ; la lymphe nervale s'y dissipe promptement, & a besoin d'une réparation presque continuelle.

§. IV. Notre Systême.

L'effet de la volonté motrice & les modifications des sensations se propagent par le suc nerveux ; delà leur interception par des ligatures, &c.

21. Mais dans quelqu'espece d'animal que ce puisse être, la petite indépendance momentanée, qu'on observe dans les organes du mouvement & du sentiment, par raport à leur liaison avec le cerveau, n'empêche pas que la regle la plus générale ne soit, que l'obstacle, qui intercepte cette liaison, ne suprime aussi ces deux fonctions dans les organes ; parce que, comme on vient de le voir, (N°. 10, 11.) celles-ci dépendent, non-seulement du fleuve du fluide nerveux fourni par le cerveau ; mais encore d'un mouvement tant volontaire que naturel communiqué par l'ame & l'esprit animal, son associé, à la lymphe nervale, instrument immédiat des opérations Physiques du mouvement musculaire & réciproquement, (Art. III. §. V. N°. 6.) sujet immédiat avec les houpes ou toiles nerveuses, de l'impression des objets extérieurs qu'elle rend aux esprits, & que ceux-ci rendent à l'ame. Sans la nécessité de cette médiation de la lymphe, la ligature d'un nerf n'empêcheroit pas

ART. IV. Action du fluid nerveux dans le muscle.

§. IV. Notre Systême.

plus le mouvement & le ſentiment, que la ligature de la corde mouillée n'empêche la propagation de l'électricité ou du mouvement de la matiere électrique attachée auſſi à la corde & à l'eau dont elle eſt imbue. Mais la modification imprimée au fluide nerveux, tant par les actions & les paſſions de l'ame, que par les impreſſions extérieures des objets réſidens en partie dans la lymphe nervale même, & les modifications propres aux autres principes, étant étroitement liées à celles de cette lymphe, ou ne faiſant qu'un tout avec elles, il s'enſuit que la ligature, en interceptant la continuité du fleuve de cette lymphe, ſuprime auſſi la communication de la modification totale ou commune d'une portion du fleuve à l'autre, & par conſéquent la fonction qui en dépend.

Avec ces principes, nous n'avons pas à craindre, comme dans le ſyſtême des vibrations, que le filet nerveux affecté, ne ſe continuant pas juſqu'au cerveau, la ſenſation qu'il porte ne ſe perde avec lui, ou ne ſe confonde, à ſa réunion, avec d'autres nerfs. Ici la ſenſation ſe fait dans la partie même, & la perception qu'en a l'ame dans le cerveau vient de ce que la

ART. IV. Action du fluide nerveux dans le muscle.

§. IV. Notre Systême.

même mondification qui l'affecte dans l'organe, l'affecte au même instant dans toute l'étendue de sa puissance (*a*) & par conséquent dans la tête sur-tout, puisqu'elle est le trône ou le siege principal de cette puissance.

Ainsi donc l'immatérialité de l'un des associés à la liqueur nerveuse, & la subtilité extrême de l'autre, expliquent la promptitude infinie, avec laquelle se fait la communication des modifications ; & la nature palpable, liquoreuse de la baze du fluide, explique ses propriétés plus communes, comme son séjour dans les organes, sa circulation, les circonstances de son évaporation, &c.

Je n'ai garde d'entreprendre de déterminer les especes de modifications du fluide nerveux, qui correspondent aux diver-

(*a*) *Nous le répetons encore ici.* Un être, tel que l'ame, ne réside en aucun lieu, n'occupe aucun espace, aucune étendue, que *par sa puissance.* C'est de cette maniere que, selon nous, elle est répandue & presente dans toutes les parties du corps ; Sentiment dans lequel étoit Saint Augustin. *Epist.* 166.

ſes impreſſions des objets extérieurs, aux différentes actions de l'ame, en un mot, de caractériſer, par des modifications particulieres, les rôles que joue ce fluide des nerfs dans les ſenſations & les paſſions; ceci paſſe le but de ce Traité, & vraiſemblablement la ſphere de l'eſprit humain. Qu'il me ſuffiſe de dire, pour juſtifier mes expreſſions, que les diverſes penſées & les ſentimens n'étant que des modifications de la ſubſtance penſante, la part que le fluide des nerfs peut avoir dans les ſenſations, les mouvemens & toutes les fonctions de l'ame, ne doit non plus conſiſter que dans certaines modifications de ce fluide.

ART. IV. Action du fluide nerveux dans le muſcle.

§. IV. Notre Syſtême.

22. Puiſque le mouvement expanſif du fluide nerveux & la contraction du muſcle qu'il produit, hâte la circulation du ſang, & par conſéquent la tranſpiration; il précipite auſſi la dépenſe de ce fluide repompé par les veines ou échapé par les pores vers l'atmoſphere. Donc le travail, où ces contractions des muſcles ſont ſouvent répetées, produira une grande diſſipation du fluide nerveux.

Pourquoi le travail fatigue, épuiſe les forces.

D'un autre côté ce fluide ne ſçauroit diſtendre ſouvent & avec violence les vé-

ART. IV. Action du fluide nerveux dans le muscle.

§. IV. Notre Système.

ficules des fibres musculaires, sans y produire des tiraillemens, dont la répétition doit à la fin y exciter une sorte d'inquiétude. Ce dernier accident produit la lassitude, la fatigue ; & le premier, l'épuisement, suites ordinaires du travail.

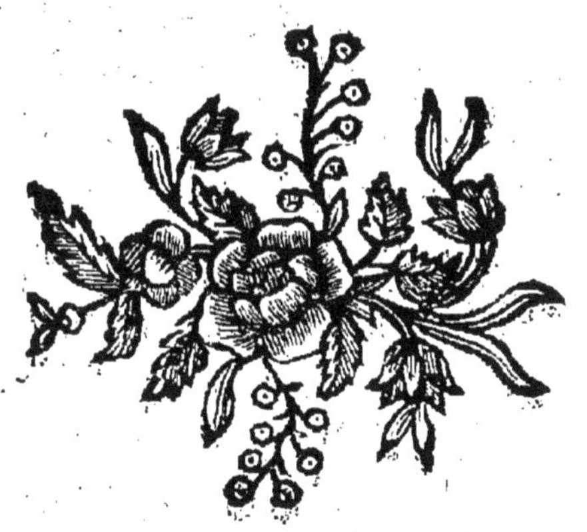

PLAN SOMMAIRE
OU
TABLE DES MATIERES
DE CE TRAITÉ.

ARTICLE PREMIER.

§. I.

Réalité de cette liaiſon démontrée.

§. II.

§. III.

§. II.

ARTICLE TROISIEME.

FAITS ANATOMIQUES.

Le cerveau est le filtre & le réservoir du fluide des nerfs, & les matériaux de ce fluide y sont portés par les arteres carotides & vertébrales.

§. I.

§. II.

§. III.

Origine de ce Fluide.

§. IV.

§. V.

ARTICLE IV.

§. I.

Structure du Muscle.

§. II.

§. III.

§. IV.

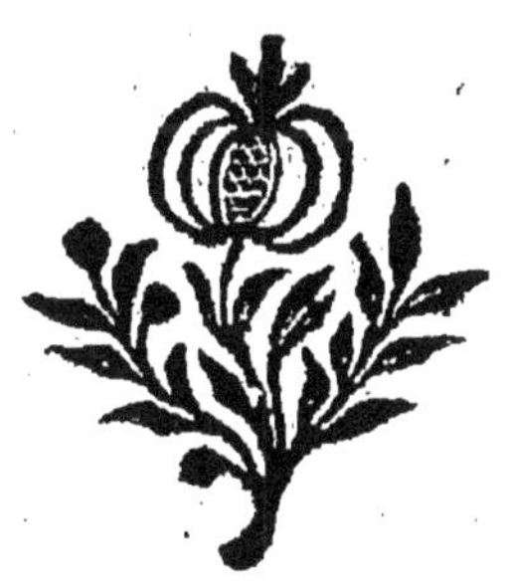

DISSERTATION

SUR

LA SENSIBILITÉ DE LA DURE-MERE,

DE LA PIE-MERE, DES MEMBRANES,

DES LIGAMENS, DES TENDONS, &c.

SUR

L'INSENSIBILITÉ DU CERVEAU

ET SUR

L'IRRITABILITÉ HALLERIENNE.

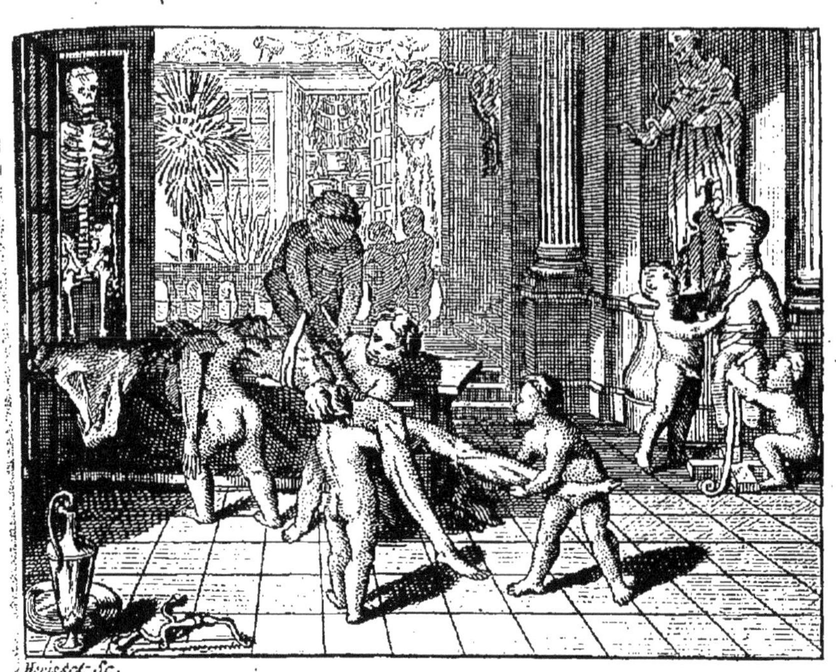

DISSERTATION

SUR LA SENSIBILITÉ

DES MENINGES, MEMBRANES, &c.

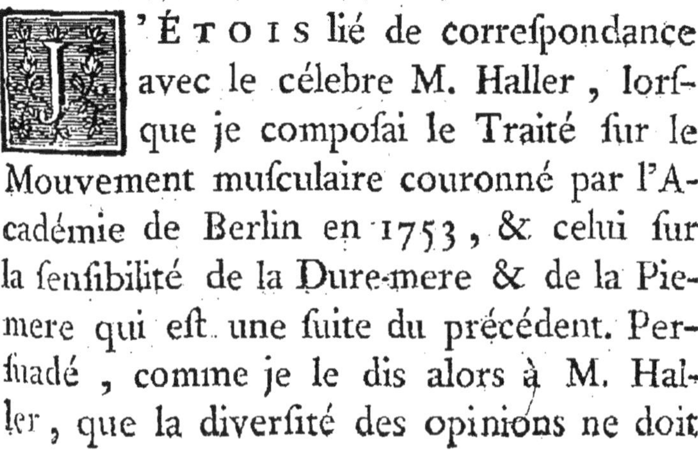

J'ÉTOIS lié de correſpondance avec le célebre M. Haller, lorſque je compoſai le Traité ſur le Mouvement muſculaire couronné par l'Académie de Berlin en 1753, & celui ſur la ſenſibilité de la Dure-mere & de la Pie-mere qui eſt une ſuite du précédent. Perſuadé, comme je le dis alors à M. Haller, que la diverſité des opinions ne doit mettre aucun obſtacle, ni à l'eſtime ni même à l'amitié entre les gens de Lettres, je ne fis point de difficulté de lui avouer mes opinions contraires aux ſiennes, je lui envoyai même mon Traité, & réciproquement il m'adreſſa & les ſiens & ceux de ſes Eleves, qui défendoient la thèſe opoſée. J'ai lu tous ſes Ouvrages, & ceux de quelques autres Obſervateurs; j'ai répété & fait répéter par mes Eleves les plus capables, les expériences de ſes diſciples & les ſiennes. J'ai ſaiſi avec empreſſement toutes les occaſions d'en faire ſur les bleſſés que mon Hôpital a pu me fournir depuis 1753. J'ai intéreſſé dans les mêmes Obſervations tous mes Correſpondans de France, d'Allemagne, d'Italie, d'Angleterre, &c. L'Edition, que j'offre au public, eſt le produit de tous ces travaux réunis & des réflexions auxquelles ils ont donné lieu. J'ai inſiſté davantage ſur les Obſervations, contre leſquelles M. Haller a publié des objections, dont je dois la ſolution à ce grand homme, à l'Académie de Berlin qui a fait imprimer le Traité attaqué, & au Public que cette queſtion intéreſſe.

ARTICLE PREMIER.

Senſibilité des Meninges & en particulier de la dure-mere.

LEs preuves de la ſenſibilité des Meninges ſont directes & indirectes. Les preuves directes ſe tirent des expériences & des obſervations où cette ſenſibilité ſe manifeſte par ſes ſignes ordinaires ; les indirectes ſont celles qui réſultent des accidens plus ou moins graves de la lézion de ces Meninges ou des épanchemens de ſang, de pus, de ſéroſités virulentes, &c. qui les affectent. C'eſt ſans doute de cette derniere eſpece de preuves que nos Peres ont conclu la ſenſibilité de ces membranes. Et en effet, comment les croire inſenſibles, lorſqu'on voit que leur lézion, occaſionnée par tout ce qu'on vient de dire, produit ou des fiévres lentes, ſuivies d'un maraſme mortel, ou l'aſſoupiſſement léthargique, le délire, des convulſions, la mort ?

Mais les motifs qui ont déterminé nos Prédéceſſeurs à croire les Meninges ſenſibles ſont-ils moins déciſifs pour nous ? Il y a cependant peu de Praticiens qui n'aient

ART. I. Dure-mere.

été témoins de quelques-uns des faits ſur leſquels cette croyance eſt apuyée ; les Auteurs en ſont remplis & je ne dois pas négliger des faits auſſi favorables à mon opinion. Je me contenterai néanmoins d'en citer quelques-uns qui ſerviront de préliminaires & d'apui à mes obſervations.

Bonet, dans ſon *Sepulchretum*, raporte qu'une fille s'étant fait une legere bleſſure à la tête, fut priſe au bout de trois jours, d'un grand mal tête, & mourut le ſixieme ; on trouva un amas de ſang ſur les Meninges qui étoient enflammées. *Obſ. 74, p. 36. tom. 1. l. 1.*

Une femme reçut un coup qui lui fit une plaie peu conſidérable ; le troiſieme jour elle eut un grand mal de tête, la fiévre ſurvint ; elle mourut. On trouva dans la crâne un phlegmon, & la dure-mere ſubmergée de pus. *Ibid. ſect. 1. obſ. 60.*

Un Payſan reçut un coup ſur la paupiere ſupérieure & fut tourmenté par de violens maux de tête ; il mourut le neuvieme jour ; on trouva une portion des os de l'orbite qui piquoit la dure-mere & ſous la pie-mere un petit abſcès. *Ibid. obſ. 57.*

Un homme bleſſé à l'occiput, fut mal panſé ; il ſe fit une métaſtaſe du pus dans l'intérieur : la fiévre survint, il mourut au bout de quarante jours, & l'on trouva le foyer du dépôt purulent sur l'os Ethmoïde. *Ibid. obs. 41.*

C'est un fait reconnu par les Praticiens & dont Bonet raporte plusieurs exemples, p. 8, 9, &c. Que les engorgemens sanguins, inflammatoires, phlegmoneux de la dure-mere donnent *la fiévre capitale* & des douleurs de tête fort sensibles.

Un certain Philosophe avoit d'ordinaire un mal de tête insoutenable, placée au sinciput ; dans un espace qu'on auroit couvert avec les doigts. On lui ouvrit le crâne, & l'on trouva en cet endroit un peu d'humeur corrompue & la dure-mere épaissie. *Obs. 98. p. 54.*

Un jeune homme mourut après avoir souffert un grand mal tête. Sa dure-mere étoit remplie de rugosités, & sa pie-mere d'une épaisseur extraordinaire étoit en quelques endroits adhérente à la dure-mere. *Obs. 64. p. 31.*

Une femme de cinquante ans ayant souffert pendant six mois des maux de tête cruels, tomba en léthargie & mourut. On trouva à sa dure-mere une tumeur squirreuse. *Obs. 67. p. 32.*

ART. I. Dure-mere.

Un Payſan, qui avoit ſouffert des maux de tête, avoit deux exoſtoſes adhérentes à la dure-mere. *Obſ. 68. ibid.*

Une jeune fille, ſujette au mal caduc, ſe plaignoit d'une grande douleur de tête; on lui trouva ſur la dure-mere environ une cuillerée de ſanie. *Obſ. 22. p. 17.*

Un homme réduit au maraſme par un violent & ancien mal de tête, étoit d'une ſenſibilité extrême aux impreſſions du froid; il mourut ſubitement : on l'ouvrit; il y avoit entre la dure-mere & la pie-mere un épanchement purulent. *Obſ. 26. p. 18.*

Un malade affligé de maux de tête & de fluxions habituelles, mourut en convulſion; on découvrit des ſéroſités ſous la dure-mere, dans la région du Cervelet. *Obſ. 17. p. 15.*

Une Dame qui depuis dix-huit ans avoit habituellement un flux hémorroïdal, devint enſuite ſujete à la migraine, & en étoit priſe ordinairement toutes les ſemaines. L'uſage des purgatifs lui procura des relâches de quinze jours, un mois même; mais qu'arriva-t-il ? la douleur n'étoit pas plutôt calmée que l'œil du côté malade fondoit en larmes; quelquefois c'étoit par le nez qu'elle rendoit ces eaux;

elle en étoit charmée, parce qu'elle étoit assurée qu'après cette évacuation elle auroit quelques mois de tranquillité. Enfin, elle mourut, & l'on trouva environ cinq livres de sérosités, tant entre le crâne & la dure-mere que dans les replis de cette membrane. *Obs. 18. p. 15.* Preuves certaines que l'affection hémorroïdale transportée dans cette Meninge y avoit causé cette espece de douleur, qu'on apelle migraine, & que de son engorgement étoient issues les sérosités en question.

La femme d'un Chirurgien de Cherbourg avoit reçu un coup de pierre sur le pariétal droit; au bout d'un mois, elle est prise des accidens ordinaires de l'épanchement du pus sur les Meninges. La Motte veut la trépaner; on s'y opose, elle meurt; on lui trouve la dure-mere alterée, & du pus entre cette membrane & la pie-mere. *La Motte, Obs. 150. tom. 2.*

Le même Auteur attribue la perte de presque tous les sujets trépanés à l'Hôtel-Dieu de Paris, à l'impression de l'air corrompu de cet Hôpital, sur les Meninges qui en sont gangrenées. Il a remarqué que les fractures du crâne qu'on y traite & dont la nature fait elle-même le sequestre

ART. I. Dure-mere.

ont du succès ; parce que cette même nature couvre les Meninges d'une couche de bourgeons charnus, avant de faire ce sequestre, & que par-là elle les préserve de l'impression de l'air infecte. *Tom. 2. p. 309.*

Un Jardinier tombé du haut d'un escalier, fut sans connoissance, rendit du sang par l'oreille ; il revint de cet état, mais il retomboit dans des égaremens de l'esprit, dans des convulsions ; on le trépana enfin le dixieme jour ; on lui tira une grande quantité de sang liquide épanché sur la dure-mere. Tous ces accidens cesserent & il guérit. *Ibid. Obs. 158.* Les Observations 159, 160, 162, sont pareilles à la précédente. L'Observation 170 réunit les accidens de l'apoplexie à ceux de l'épilepsie, causées par du pus séjournant sur la dure-mere ; tous accidens qui se dissipent par le trépan, parce qu'il évacuë cette matiere & délivre la dure-mere de cette irritation.

Voici une preuve plus directe de la sensibilité de la dure-mere.

» M. Poupart a vu une femme, à qui » il avoit fallu enlever la moitié du crâne, » & qui s'en servoit à demander l'aumô» ne. Comme elle avoit la moitié de la » dure-mere découverte, un jour que quel-

» qu'un

ART. I. Dure-mere.

» qu'un la lui toucha legérement avec le » bout du doigt, elle jetta un grand cri, & » dit qu'on lui avoit fait voir mille chan- » delles. *Journal des Sçavans du 3 Juillet 1684, & Observat. de Physiq. tom. 2. p. 169.*

M. Haller croit réfuter cette Observation, & quelques-unes des suivantes, en attribuant les effets de cet attouchement à la compression du cerveau; mais ce sçavant Professeur n'a point fait attention aux circonstances suivantes....

1°. Cette dure-mere ne fut touchée que *legérement avec le bout du doigt.* Ainsi le cerveau n'a pu recevoir aucune compression d'un pareil attouchement, & un ébranlement si leger n'a pu passer la dure-mere, & n'a produit tant d'effet que par la grande sensibilité de cette membrane.

2°. Je ne sçaurois passer à un aussi célebre Physiologiste que M. Haller, d'avancer que la compression du cerveau produise de la douleur. Tous les jours on apuye assez pesamment sur le cerveau des enfans, auxquels la fontanelle est encore molle, sans leur causer aucune sensation fâcheuse.

Dans quelques accouchemens, quelles compressions horribles ne souffre pas ce

ART. I. Dure-mere.

viſcere? n'eſt-il pas évident qu'elles feroient perdre à l'enfant mille vies s'il les avoit, en ſupoſant ſon cerveau ſenſible au ſimple attouchement du bout du doigt comme le veut M. Haller? Mais conſultons là-deſſus des adultes pleins de raiſon.

Les ſecouſſes, que donnent à cet organe les ſauts d'un danſeur, y font des compreſſions très-violentes, elles n'y cauſent pas la moindre douleur. J'ai vu bien des commotions du cerveau par des chûtes, les malades étoient aſſoupis, ils ne pouvoient ſe tenir debout, au moins un certain tems; mais ils ne ſouffroient point. J'ai vu un cerveau extrêmement affaiſſé par une très-grande quantité d'eau dans un hydrocephale, & cela ſans que le malade portât la moindre plainte. En effet, on conçoit que la compreſſion ou l'affaiſſement de cet organe pouſſé à un certain degré peut interrompre le cours des eſprits, rendre le ſujet léthargique, paralytique, mais non pas ſouffrant; car les effets précédens ſont préciſément le contraire de cette ſenſibilité augmentée ou excitée, que M. Haller veut attribuer à la compreſſion du cerveau. S'il y a des commotions de cet organe avec des ſymptomes douloureux, c'eſt que ſes membranes participent à la commotion, & ont été tiraillées, forcées par les mêmes ſecouſſes. Ainſi les cris des animaux, auxquels M. Haller a détaché la dure-mere, venoient du déchirement des fibres de cette membrane, & non de la compreſſion du cerveau par le doigt de l'Opérateur, comme le croit ce célebre Médecin. Voilà comme les plus clairvoyans ſe font illuſion, quand ils ont embraſſé, adopté un ſyſtême : Ce préjugé fait méconnoître la vérité dans les circonſtances où elle paroît le plus évidemment; car il eſt démontré, & par les faits & par la théorie, que la compreſſion du cerveau ne peut être douloureuſe, non-ſeulement dans l'opinion de ceux qui croient cet organe inſenſible, cette conſéquence eſt trop claire pour ceux ci; mais encore en ſupoſant ce viſcere doué de ſentiment, puiſque les nerfs reconnus unanimement pour avoir la ſenſibilité la plus exquiſe, ſont tous les jours comprimés, ſans en recevoir la moindre douleur, quoique la compreſſion aille ſouvent juſqu'à y interrompre le cours des eſprits, & à jetter les parties, où ils ſe portent, dans une ſtupeur totale; c'eſt ce

ART. I. Dure-mere.

qu'on a éprouvé, lorsqu'on s'est fortement & long-tems apuyé ou sur son bras ou sur une cuisse, &c.

On a vu dans quelques-unes des Observations précédentes, & nous lisons dans l'Histoire de l'Académie, année 1751, p. 27, que des petits os pointus, formés dans la dure-mere, picotant celles-ci & la pie-mere, ont donné des maux de tête, des vomissemens, perte de connoissance, perte totale des idées, destruction entiere de la mémoire, épilepsie & enfin la mort. Il est impossible d'attribuer à des os pointus une compression du cerveau capable de produire de tels accidens, ni même d'attribuer ces accidens à une simple compression du cerveau.

Ces Observations se trouvent confirmées par deux autres de la même nature, raportées dans la même Histoire de l'Académie, années 1713 & 1739, p. 21 & 44. En voici quelques autres.

Un Militaire tourmenté pendant six ans, de douleurs de tête & de tintement d'oreille, mourut; on lui trouva dans la faulx un os pointu, qui piquoit la dure-mere, & avoit gangrené cette membrane. *Bonet, Obs. 69. p. 32, l. 1. sect. 1.*

Un Chirurgien de la connoissance de Borelli, trouva dans la dure-mere d'un homme qui avoit souffert de grands maux de tête, un os hérissé de plusieurs pointes. *Ibid. p. 60.*

ART. I. Dure-mere.

Un enfant de neuf ans, attaqué de convulsions les plus violentes, en mourut malgré tous les secours de l'Art. La Motte Chirurgien de Valogne lui trouva des os pointus attachés à la dure-mere, entre cette membrane & la pie-mere. *Obs. 171, tom. 2, p. 397.*

M. *Hélie*, Doyen des Maîtres Chirurgiens de Rouen, m'a donné un morceau de crâne, qui, à la suite d'une fracture anciennement guérie, avoit laissé vers l'intérieur un enfoncement & une pointe qui, picotant la dure-mere, avoit causé des maux de tête perpétuels à ce sujet.

Saviard, *Observ. VI. p. 16.* ouvrit dans le mois de Mai 1692, le corps de feu M. Moreau, Auditeur en la Chambre des Comptes, qui avoit été cruellement tourmenté, pendant plus d'une année avant son décès, d'une si violente douleur de tête, qu'il en perdoit le plus souvent la raison; & cette douleur étoit toujours accompagnée d'une fievre plus ou moins

ART. I. Dure-mere.

considérable. Il n'avoit que trente-cinq ans, il étoit d'une vigoureuse constitution, & avoit joui d'une assez bonne santé jusqu'à ce qu'il eût été surpris de ce mal fâcheux.

» Saviard découvrit entre la dure-mere » & la pie-mere, sous la jonction de la su» ture sagittale avec la lambdoïde, à l'en» droit où la faulx est plus élargie, un pe» tit os triangulaire, dont les angles étoient » fort pointus & en état de piquer ces » membranes fort douloureusement à cha» que secousse qu'il pouvoit recevoir. Il » avoit le volume d'un gros pois, avec des » angles un peu saillants & aplatis. La dure» mere étoit toute livide aux endroits où » les pointes de cet os l'avoient piqué, & » il en sortit quelque peu de pus.

J'ai moi-même trouvé le 28 Mai 1753 dans la duplicature de la faulx du nommé Guillaume le Sueur, Paveur, de Oessel près de Rouen, deux pieces osseuses, lesquelles avoient donné à ce sujet des douleurs de tête considérables, & lui avoient occasionné des péripneumonies, des crachemens de sang, des vomiques & enfin la mort.

Le fils d'un homme connu, après une

chûte négligée, fut pris d'un mal de tête perpétuel dont il mourut. On lui trouva une pierre plâtreuse enkistée entre la dure-mere & la pie-mere, & très-adhérente à la premiere. *Bonet*, *p. 60*.

Un enfant de dix ans tombé dans un escalier sut le derriere de la tête, ressentit des douleurs continuelles à cette partie & fut pris de plusieurs accidens dont il fut la victime. On lui trouva encore une pierre plâtreuse enkistée & fort adhérente à la dure-mere, placée entre celle-ci & la pie-mere, sous la suture lambdoïde. *Ibid.*

M. du Verney & un Médecin de ma connoissance ont trouvé des vers dans le sinus longitudinal supérieur de jeunes sujets, auquel cet insecte avoit causé des maux de tête, des convulsions, une fievre lente que la mort seule pût faire finir. Bonet raporte plusieurs observations de vers trouvés dans les membranes du cerveau, dans les sinus fronteaux, dans le cerveau même. Il donne des signes pour les distinguer, & ceux qui attaquent les membranes sont caractérisées par des douleurs plus vives, *p. 67*. Il n'est pas possible de suposer une compression du cerveau par un ver contenu dans un sinus de la dure-mere,

ART. I. Dure-mere.

par de petites lames d'os, par des os gros comme des pois enfermés dans sa duplicature. L'irritation & par conséquent la sensibilité de cette membrane sont donc les seules causes de ces accidens mortels.

Histoire de l'Académie 1700, p. 40.

En 1696 un Paysan Breton, accablé de maux de tête depuis quinze ans, vint à l'Hôtel-Dieu de Paris chercher du soulagement ; il y mourut. M. Duprey, qui y étoit alors Chirurgien, trouva les deux tables de son crâne perforées en plusieurs endroits, & la dure-mere gangrénée vis-à-vis de ces ouvertures, sans que le cerveau fut aucunement intéressé. M. Duprey donna ce crâne à M. du Verney, pour ses Cours publics, & ces deux grands Hommes attestérent le fait à tout l'Auditoire. (a)

Un Moine souffrant depuis dix ans d'un grand mal de tête, prenoit envain pour se soulager plus de trois livres de Philonium par an. Il mourut. On lui trouva le crâne carié, & beaucoup de sérosités dans cette partie. *Bonet, Obs. 75. p. 36.*

(a) Cette Observation m'a été communiquée par M. Hélie qui étoit present aux Leçons de M. du Verney, & qui l'avoit écrite sous la dictée de ce Professeur.

ART. I. Dure-mere.

Un ulcere sur le pariétal caria cet os, le perça de plusieurs trous qui furent suivis de douleurs de tête incroyables & d'une mort lente. *Ibid. p. 53. Obs. 94.*

Un enchifrenement considérable conduisit à une léthargie subite & mortelle; on trouva l'os frontal carié. *Ibid. Obs. 95.*

Un jeune homme long-tems tourmenté du mal de tête vers l'occiput, mourut d'un violent accès d'épylepsie; il avoit une carie considérable à l'occipital. *Ibid. Obs. 96.*

Un autre malade sujet à de cruelles douleurs de tête qui le firent aussi périr, avoit le crâne carié, & la dure-mere étoit couverte d'humeur glaireuse. *Ibid. Obs. 97.*

On peut voir dans le même Auteur plusieurs Observations pareilles, qui prouvent que l'altération du crâne, les sanies & purulences qui en transsudent, en affectant la dure-mere, ont causé des maux de tête mortels. Or tous ces faits ne sont-ils pas autant de démonstrations de la sensibilité de cette membrane.

Le 30 Décembre 1751 on aporta à notre Hôpital le nommé Eustache Fleuri, ouvrier d'une de nos Manufactures de Faïence, à qui la roue, qui broye l'émail, avoit

ART. I. Dure-mere.

emporté tous les tégumens de la tempe droite avec l'oreille, & avoit brisé toute la partie écailleuse de l'os temporal, qu'elle avoit de plus enfoncé dans la cavité du crâne par sa partie inférieure. J'enlevai toutes ces pieces. Je passai ensuite les doigts sous les parties restantes du crotaphite, & sous les bords du crâne, où ayant senti encore quelques esquilles, je passai au-dessous de mes doigts, entre la dure-mere & les bords de la fracture, le petit crochet mousse, dont je me sers dans l'opération de la fistule lacrymale pour faire sortir du nez la bougie que j'ai passée dans le canal nazal. Le malade se plaignit beaucoup pendant cette recherche, & me fit de vives instances de lui faire moins de mal. Cependant mon crochet mousse ne touchoit que la dure-mere & les bords du crâne fracturé. Mes doigts, qui soutenoient les autres parties molles, étoient sans mouvement.

M. Haller croit que la compression du crochet a pu se communiquer au cerveau; le mot de crochet peut le faire penser aux Lecteurs qui ne connoissent que ceux qui servent à l'accouchement; mais quand on fera attention à la délicatesse de celui-ci fait pour aller chercher une bougie sous le cornet inferieur du nez, on concevra qu'il ne peut produire la compression alléguée, & de plus on a vu combien est frivole cette raison prise de la compression du cerveau.

Pour le pansement, je mis sur la dure-mere un plumaceau imbibé d'eau spiritueuse de lavande, qui fit faire encore quelques plaintes au blessé.

L'esprit de vin, dit M. Haller, se fait à peine sentir à la dure-mere dans l'expérience de M. le Cat.

Est-il bien étonnant qu'une tête écrasée; qu'une dure-mere ainsi contuse ait peu de sensibilité, dans un état où le sujet absorbé à presqu'une insensibilité générale.

Les effets du simple attouchement de mon crochet & l'impression de l'eau de lavande sont deux circonstances assez décisives en faveur de la sensibilité de la dure-mere. Cependant j'aurois pu rendre cette décision plus complette, en touchant avec mon crochet le milieu de la dure-mere, les tégumens & les muscles alternativement & en interrogeant, à chacun de ces essais, le blessé, sur le degré du sentiment particulier à chacune de ces parties; mais j'étois si occupé du soin de soulager ce malheu-

ART. I. Dure-mere.

reux de sa blessure affreuse, que cette idée ne me vint qu'une heure après son pansement.

Je me promis bien d'exécuter ces essais au pansement du soir ; mais ce blessé étoit tombé dans un assoupissement léthargique, & mourut peu de tems après. On l'ouvrit, on ne trouva aucune lézion au cerveau, & il étoit assez clair que celle de la dure-mere étoit la seule cause de sa mort. J'eus une preuve toute semblable à celle-ci des accidents mortels de la seule lézion des meninges, le 15 Fevrier 1752, dans un Ouvrier blessé aux travaux du nouvel Hôtel-Dieu qu'on bâtissoit alors hors la Ville ; mais cette observation n'ajoute rien aux précédentes.

La dure-mere d'*Eustache Fleuri*, qui répondoit à la plaie, fut trouvée transparente en son milieu, comme si elle eût été dessechée & pénétrée d'huile. Cette circonstance me fait penser que pour faire des essais décisifs sur la sensibilité de cette membrane, il faut qu'elle soit fraîchement découverte & non altérée par des matieres.

C'est une remarque qu'a faite M. Laghi que lors même que la dure-mere est devenue insensible au milieu d'une fracture découverte, elle conſerve ſa ſenſibilité ſous les bords du crâne; on a vu cette obſervation vérifiée par les douleurs qu'a excitées le paſſage de mon crochet ſous le crâne d'Euſtache Fleuri, & elle a été confirmée tout récemment ſur le nommé Jean-Baptiſte Prunier, jeune manœuvre, de Sotteville-lès-Rouen, dont nous parlerons à l'Article ſuivant. Le ſentiment étoit fort équivoque dans l'eſpace de la dure-mere qui étoit découverte; mais quand je paſſois des inſtrumens entre elle & le crâne le bleſſé ſe plaignoit.

Enfin le 9 Juillet 1752 je retrouvai cette précieuſe & malheureuſe occaſion que j'avois laiſſé échaper le 30 Décembre 1751 de décider, par des faits bien circonſtanciés, la grande queſtion de la ſenſibilité de la dure-mere.

Mabire.

Antoine Mabire, manœuvre-maçon, âgé de vingt-deux ans, de *Fleury la Forêt de Lyons*, travaillant chez Madame la Comteſſe *d'Auger*, tomba le trois Juillet à ſept heures du matin, d'une échelle de vingt pieds de haut: la tempe gauche porta ſur l'angle d'une piece de charpente, qui fit plaie, enfonça & briſa cette région du crâne. Il fut ſaigné trois fois dans ce jour, & nous arriva le

ART. I. Dure-mere. Mabire.

lendemain à sept heures du soir à l'Hôtel-Dieu de Rouen. Il avoit le coronal & l'os temporal à leur jonction au haut des temples & contre l'orbite, brisés & enfoncés. Une longue piece inférieure étoit flottante, & la substance du cerveau sortoit par l'ouverture faite au-dessus de l'orbite vers le petit angle.

Je fis l'incision cruciale en cette région; j'enlevai les tégumens d'au-dessus & des environs de ces pieces brisées; mon malade étoit plein de raison. Avant de détacher toutes ces pieces, dont les arrachemens pouvoient étonner la dure-mere, j'eus cette fois l'attention de faire notre expérience circonstanciée. Je touchai avec un cure-dent les tégumens & le péricrâne que je venois de débrider, & je demandai au blessé s'il sentoit ce que je lui faisois. Il me répondit que oui. Je passai le même cure-dent par la fracture, & l'ayant mis & remué sur la dure-mere, je lui demandai encore s'il le sentoit; Eh! oui, s'écria-t-il; mais lequel des deux vous fait le plus de mal, lui dis-je? Celui où vous êtes à present, repliqua-t-il. Tous les Chirurgiens de l'Hôpital, au nombre de quinze ou vingt, étoient presens à ce pansement, & sont en état d'attester ces faits.

Mabire.

Alors j'enlevai les pieces fracturées au nombre de neuf, dont une triangulaire avoit trois doigts & demi de hauteur, & trois doigts de baze ; une autre presque quarrée avoit un pouce & demi de long & un de large ; les sept autres étoient moindres. cette extraction fut laborieuse & dura fort long-tems. Le blessé fatigué, après cette opération, ne sentoit plus l'attouchement du cure-dent, ni sur le dure-mere ni sur les tégumens. L'esprit-de-vin seul apliqué sur la dure-mere renouvella ses douleurs & ses plaintes. Peut-être qu'un sujet moins courageux & moins sein d'esprit n'eut pas même senti cette liqueur spiritueuse, & que c'est-là le cas des blessés qui ont donné occasion de croire que la dure-mere est insensible. D'ailleurs il peut y avoir des portions de cette membrane presque cartilagineuses, ou ossifiées, en qui le sentiment soit réellement éteint.

Le lendemain du pansement, notre blessé plein de connoissance & de vigueur, donna encore les témoignages les plus authentiques de la sensibilité, tant des tégumens que de la dure-mere. En nétoyant celle-ci avec de fausses tentes, & en la lavant du sang épanché avec parties égales

ART. I. Dure-mere. Mabire.

d'eau commune & d'eau de lavande ; il affirma bien positivement qu'il sentoit beaucoup de douleur ; il a redoublé ses plaintes, quand j'ai passé le bout des doigts & une plaque de plomb perforée en crible, entre la dure-mere & le crâne.

La dure-mere étant ainsi couverte de cette plaque à cause principalement des éruptions fréquentes de la substance du cerveau, il n'y eut plus moyen de répéter nos expériences jusqu'au quatorzieme jour de l'opération, que les bourgeons charnus de la dure-mere commençant à passer à travers les trous de la plaque, j'enlevai celle-ci & je trouvai la plus grande partie de cette membrane couverte de ces bourgeons charnus.

Je la nétoyai avec une fausse tente, & la lavai avec l'eau de lavande tempérée par une moitié d'eau commune, ainsi que les chairs des tégumens. Je demandai au blessé s'il sentoit ce que je lui faisois, il me répondit que oui ; je l'interrogeai sur le degré de sa douleur, il me dit qu'elle étoit médiocre, & il fit la même réponse, soit que je lui touchasse les chairs de la dure-mere, ou celles des tégumens. Ces nouvelles expériences me paroissent confirmer les opinions reçues ; les douleurs étoient médiocres,

médiocres, parce que les médicamens ſpiritueux apliqués tous les jours y avoient accoutumé ces parties & émouſſé leur ſentiment; elles étoient égales de part & d'autre, parce que les bourgeons charnus de la dure-mere, du péri-crâne & des tégumens étoient exactement les mêmes.

ART. I. Dure-mere.

Mabire.

Cette expérience a été répétée & ſes résultats confirmés dans les panſemens ſuivans.

S'il y a dans toute la Phyſique expérimentale des faits précis, exacts, évidens, ceux-ci en ſont certainement du nombre, & cependant M. Haller publie dans les Gazettes de Gottingue, dans ſes Diſſertations ſur l'Irritabilité, &c. que mes expériences ſont *vagues & indéterminées*. J'avois droit d'attendre d'un Sçavant tel que M. Haller moins de préjugés & plus d'équité.

Il y avoit à la région de la dure-mere déchirée, de Mabire, & au cerveau qui rempliſſoit cette ouverture, une eſcarre blancheâtre, pour laquelle je trempai, dans le miel roſat, un de nos plumaceaux déjà imbibé d'eau de lavande tempérée. Dès le lendemain cette portion du cerveau avoit des bourgeons vermeils, & en peu de jours la chûte des eſcarres, ou les exfoliations

ART. I. Dure-mere. Mabire.

s'étant faites, il n'y eut plus qu'une ſeule couche charnue uniforme, d'un ſentiment égal, mais plus enfoncée vers le milieu de la plaie, que vers les tégumens, parce que la fermentation ſupuratoire, qui gonfloit cette portion du cerveau & lui faiſoit excéder ce niveau, étoit éteinte. Quand les exfoliations excitoient une nouvelle ſupuration abondante, le fond de la plaie ſe relevoit vers le niveau.

Le quarantieme jour de l'opération, il s'étoit amaſſé un peu de pus, qui avoit ſéjourné dans l'enfoncement, dont je viens de parler ; le bleſſé ſe plaignit d'un petit mal à la tête, qui ceſſoit dès qu'il étoit panſé. Cette impreſſion du pus ſur la dure-mere couverte de chairs grenues, eſt une nouvelle preuve de ſa ſenſibilité, & elle confirme les conſéquences que nous avons tirées en ſa faveur, des grands maux de tête produits par les impreſſions des corps ou des matieres nuiſibles ſur la dure-mere, touchée à nud, ſi l'on peut dire, par ces matieres.

Ces Obſervations & un grand nombre d'autres dont nous avons raporté quelques-unes, démontrant que les maux de tête ſont la douleur particuliere à la dure-mere & à la pie-mere. Il devient évident que ces membranes ont leur ſenſibilité, comme les muſcles ont auſſi la leur, non-ſeulement aux impreſſions des corps étrangers, mais encore aux diverſes affections maladives ; & nous voyons tous les jours les fluxions, les rhumatiſmes, la goutte, après nous avoir douloureuſement tourmenté dans les muſcles, dans les jointures, remonter à la tête & nous y donner cette autre douleur particuliere, que nous apellons mal de tête, parce que ces maladies ont leur ſiege dans les envelopes du cerveau ; ainſi les migraines périodiques accompagnées de vomiſſemens, & ſi terribles par la douleur & l'accablement, occupent ces mêmes membranes, ſur leſquelles le picotement des petits os contre nature ont produit de pareils ſymptomes, ſelon les Obſervations précédentes. Ces membranes ſont donc ſenſibles.

Eh, ſi elles ne l'étoient point, comment leur lézion pourroit-elle cauſer des accidens mortels ? On les déchireroit avec auſſi peu de danger qu'on coupe ſes cheveux, & qu'on rogne ſes ongles ; & le terme de *lézion* ne leur conviendroit même nullement. Un organe bleſſé ne peut conduire à

ART. I. Dure-mere.

Mabire.

la mort que de l'une de ces deux façons ; ou en interceptant le cours des fluides, dont dépend la vie, comme l'ouverture d'une artere considérable, la compression ou la section du principe des nerfs, ou en dépravant & en éteignant par la douleur, ou par quelqu'autre cause, ce même fluide vital. Or la lézion de la dure-mere & de la pie-mere n'intercepte point le cours du sang ou des esprits, en épuisant les sources de ces deux fluides. Il est encore moins possible qu'une simple blessure de cause externe, puisse y porter une virulence capable d'empoisonner ces fluides. Donc c'est de la douleur seule & de la perversion des esprits, qui la suit, que dépendent les accidens mortels de cette lézion.

Dira-t-on que le cerveau est si près de ces membranes, que les causes violentes de leur lézion donnent atteinte à ce viscere précieux ; & que c'est cette derniere lézion, plutôt que celles de ces membranes, qui produit les accidens qu'on attribue à ces dernieres ? Mais ces vers trouvés dans les sinus, ces petits os formés sur la dure-mere ou dans ses duplications, les ulcéres du crâne & de ces meninges, tous accidens lents & ſans aucune violence, qui ont cauſé une mort douloureuſe à tous ces ſujets, n'ont fait aucune violence au viſcere que contiennent ces membranes.

ART. I. Dure-mere. Mabire.

Ajoutons à ces faits anciens des Obſervations nouvelles de bleſſures mêmes de la dure-mere, qui n'ont pu porter en aucune façon ſur le cerveau, & qui prouvent par conſéquent que leurs accidens étoient propres à la lézion de cette membrane.

Le Samedi 4 Juin 1740, veille de la Pentecôte, *Denis Cauvet*, Boucher *à la petite Boucherie* de cette Ville, homme de trente-cinq ans, & d'un tempérament très-robuſte, en peſant de la viande à une balance, dont les fleaux ſuſpendent des crochets, laiſſa échaper celui où il vouloit accrocher un quartier de bœuf; le poids équivalant que ſoutenoit l'autre bras du fleau agiſſant tout entier ſur celui du crochet dont la viande étoit échapée, releva avec violence celui-ci, qui rencontrant la paupiere ſupérieure de Cauvet, la perça, entra dans l'orbite, & le ſuſpendit, en quelque ſorte, par cette partie: Cauvet tomba ſur le champ dans la ſtupeur & dans tous les accidens de la lézion de la dure-

ART. I. Dure-mere.

mere, qui tapisse l'orbite ; & mourut en trois ou quatre jours, malgré tous les secours de l'art.

Le nommé Clermont, soldat du Régiment Royal Dragons, reçut le Lundi 2 Avril 1753, un coup de pointe d'espadon à la paupiere inférieure de l'œil droit ; il tomba sur la place sans connoissance ; il fut saigné sur le champ & aporté à notre Hôpital, où il fut encore saigné du bras & du pied ; la connoissance ne lui revint point ; il avoit le pouls petit, vermiculaire, des mouvemens convulsifs ; il mourut la nuit du 3 au 4, de sa blessure.

Par l'ouverture, je trouvai que le coup avoit porté au fond de l'orbite, sur le canal du nerf optique, partie inférieure externe, sur l'apendice osseuse qui sépare ce trou de la fente sphenoïdienne ; l'os, en cet endroit, avoit été brisé par la pointe de l'espadon ; mais le nerf optique étoit sain & entier, ainsi que tous ceux qui passent par la fente sphenoïdienne ; quelques rameaux de vaisseaux seulement avoient été ouverts & avoient répandu du sang, dont nous trouvâmes encore quelques caillots. L'œil ni ses apartenances n'avoient point été offenſés, ſeulement le nerf optique avoit un épanchement de ſang ſous ſa premiere tunique qui vient de la dure-mere. Tout ce côté de la dure-mere ſituée dans le crâne, étoit auſſi engorgé de ſang, & il y avoit deſſus, environ une cueillerée de lymphe épanchée. Enſorte que, dans cette Obſervation, la dure-mere, tapiſſant l'orbite, la même membrane donnant la premiere tunique au nerf optique, & tapiſſant la région voiſine du crâne, étoit la ſeule partie molle bleſſée & affectée des ſignes de lézion; & par conſéquent ſa ſenſibilité & ſon érétiſme ſeuls étoient la cauſe des accidens & de la mort qui ont ſuivi cette bleſſure.

M. Haller dit, contre cette Obſervation, que le *nerf* optique a été lezé, de mon propre aveu.

On vient de voir, qu'au contraire, j'y dis expreſſément; *mais le nerf optique étoit ſain & entier....* Quant à l'épanchement de ſang ſous ſa premiere tunique, c'étoit une ſuite de la ſeule lézion de la dure-mere; j'en dis autant de l'épanchement de lymphe obſervés dans toute la région antérieure de cette membrane: ainſi il n'eſt pas poſſible de ſe ſouſtraire à cette concluſion,

ART. I. Dure-mere.

que la blessure seule de la dure-mere est la cause de la mort de Clermont, & de celle de Cauvet.

Il est bien difficile, dans une dissection ordinaire, ajoute M. Haller, *de sçavoir, si les nerfs, ... qui rampent au fond de l'orbite.., ont été conservés.*

A moins que par une *dissection ordinaire*, M. Haller n'entende une dissection très-mal faite, je ne vois pas où est la difficulté de distinguer au fond de l'orbite, si les nerfs sont blessés ou non; s'il s'agit de filets de nerfs presqu'imperceptibles, leur blessure ne pourra produire les morts promptes, dont il s'agit ici; s'il est question de nerfs notables, il faudroit être bien mal habile en anatomie pour s'y méprendre.

Depuis mon Traité envoyé à Berlin, j'ai fait & fait faire un grand nombre d'expériences sur la dure-mere; il s'en est trouvé quelques-unes, dont les sujets n'ont pas donné des marques que ces membranes fussent sensibles; mais le plus grand nombre dénotoient une sensibilité décidée, & l'on verra, Art. IV, quel fond il y a à faire sur les faits négatifs. M. le Blanc, très-habile Chirurgien à Orléans, & mon ami, avoit trouvé une dure-mere

ART. I. Dure-mere.

avec des aparences d'insensibilité dans une plaie de tête, accompagnée d'une contusion & d'une commotion extrêmes ; cet ami, quelques mois après, fut lui-même attaqué d'une maladie dans cette membrane, qui lui donna une leçon bien vive sur sa sensibilité. Le 19 Juin 1756, il faisoit voir à des Dames étrangeres la fonderie de la Monnoie d'Orléans : Les fourneaux étoient allumés ; la chaleur extrême & la vapeur de charbon l'affecterent sur le champ par le nez, par la membrane pituitaire ; il fut pris d'un enchifrénement & d'une douleur à toute la région antérieure & supérieure de la dure-mere jusques vers les oreilles. Quelques jours après il ressentit, dans ces régions, les douleurs les plus cruelles, & éprouva par la suite les accidens les plus dangereux & les plus longs jusqu'à ce que le pus se fût ouvert une issue par les oreilles. Dès que ses vives douleurs se relâchoient, il m'écrivoit pour me consulter. Dans sa Lettre du 16 Août 1756, qui étoit le cinquantieme jour de cette douloureuse maladie, il m'assure sentir l'effet de la supuration dans la duplicature de sa dure-mere, & l'écartement des parois de cette duplicature par le pus, *pour se faire jour par l'endroit qui lui oposera moins de résistance ;* c'est-là, dit-il, *la cause de cer écartement que je ressens dans mes grandes douleurs. Il me semble que le pus disseque*, pour ainsi dire, *les lames de la dure-mere. Après une si cruelle expérience*, continue-t-il, *que le Docteur Haller vienne nous dire que la dure-mere n'est point sensible. Hélas ! je l'aurois bien souhaité ; je n'aurois point souffert les cruelles douleurs causées par l'irritation de cette membrane.*

M. Clavier, Maître en Chirurgie à Neubourg en Normandie, Eleve de l'Université de Paris, & le mien pour la Chirurgie, m'a envoyé en Octobre 1756 l'observation d'une plaie de tête, où la dure-mere étoit découverte, & sur laquelle il a constaté plusieurs fois, devant plusieurs personnes de l'Art, la sensibilité de cette membrane, à l'impression des liqueurs spiritueuses, à l'attouchement d'un cure-dent, d'un sindon, &c. Il a apuyé cette observation d'un procès-verbal où ces témoins ont signé, & que j'ai entre les mains.

M. Salomon, Chirurgien à Neufchâtel, trépana le 12 Fevrier 1759 l'enfant de Pierre Tubeuf, compagnon Tailleur de la même Ville, qui avoit le pariétal droit enfoncé d'un coup de chenet. Il enleva de ce crâne quinze esquilles, qui lui donnerent un vaste champ aux expériences qu'il avoit envie de faire, dit-il, sur l'opinion du célebre M. Haller.

» Le deux, trois, quatre, cinq, six & » septieme jours après l'opération furent « ceux que j'employai, continue-t-il, à » mes essais, en presence de M. Chambox, » Médecin de cette Ville, & MM. Durand, » Lieutenans du premier Chirurgien du Roi, » & Chirurgien de l'Hôpital Militaire, & de » Bonnaire, Chirurgien de l'Hôpital de la » Miséricorde. Ces Messieurs observerent, » comme moi, que l'extrêmité d'un stilet » très-grêle, avec lequel je touchois la » dure-mere, y excitoit de la douleur; & » que des fils de charpie portés le plus » perpendiculairement qu'il m'étoit possi- » ble sur cette membrane, faisoient éprou- » ver au malade une sensation douloureu- » se, qui devenoit plus grande, lorsque » les fils étoient multipliés. Le malade re- » doutoit sur-tout l'esprit de vin, dont je » lui faisois tomber quelques gouttes sur la » dure-mere. Je faisois de grandes promes- » ses à l'enfant malade, pour qu'il ne criât » point, mais la douleur l'emportoit sur sa

ART. I. Dure-mere.

» résolution ; il n'étoit pas possible de lui » dérober le moindre attouchement fait à » la dure-mere. Mes six expériences ont été » faites avec toute l'attention possible, & » nous avons observé à la dure-mere une » sensibilité constante & non équivoque, » soit en la touchant avec l'extrêmité du » stilet, soit avec les fils de charpie ou » l'esprit de vin. C'est un témoignage que » nous devons à la vérité. A Neufchâtel ce » 17 Mars 1760. Signés, *Salomon*, Chi- » rurgien, *Chambox*, Médecin, *Durand* » & *de Bonnaire*, Chirurgiens.

Personne n'ignore la belle observation que M. Morand lut à la Séance publique de l'Académie de Chirurgie du 21 Avril 1757. On y voit que ce grand Chirurgien a pansé très-long-tems les Meninges du cerveau d'un Bénédictin, qui avoit le crâne carié, & que dans les nombreux pansemens de cette longue cure, il s'est convaincu de la *sensibilité de ces membranes. Mercure de Septembre 1757, p. 145, 151, 156.*

M. Snip, actuellement Professeur en Anatomie & Chirurgie à Amsterdam, m'a communiqué par une lettre du 5 Août 1757 l'observation d'une opération du trépan, qu'il avoit faite vingt jours auparavant à Doccum en Frise sa patrie, pour un petit épanchement de sang sur la dure-mere, qui avoit produit une espece d'apoplexie complette avec convulsions. Après l'évacuation du sang, les accidens diminuerent peu à peu. Le quatrieme jour il sortit par l'ouverture du trépan beaucoup de pus, & le malade commença à se porter beaucoup mieux, jusqu'au septieme jour qu'il survint des convulsions affreuses du côté gauche du corps; on saigna, on donna des lavemens, les convulsions diminuerent, mais elles recommencerent le huitieme jour & durerent jusqu'au quatorze, malgré les saignées, les lavemens, les vésicatoires, &c. Ce quatorzieme jour M. Snip ayant trouvé au bord inférieur du trou du trépan *une petite pointe qui blessoit la dure-mere, il l'ôta avec le couteau lenticulaire, les convulsions cesserent*, & le malade se porta à merveille. M. Haller me demandoit des convulsions, pour être convaincu de la sensibilité de la dure-mere. En voilà d'observées sur un homme & dans un cas bien plus sûr qu'une expérience faite sur un animal, en voilà que je n'ai ni faite moi-même, ni fait faire, ni mandiées. Enfin en voici une qu'il me fournit lui-

ART. I. Dure-mere.

même dans le premier volume de sa Collection de Theses Chirurgicales choisies, p. 169, *in*-4°. où il est question de la cure d'un champignon du cerveau, pour laquelle on apliqua plusieurs couronnes de trépan. On y remarque, p. 182, qu'on pouvoit toucher le champignon excroissance du cerveau, tant qu'on vouloit, sans faire mal au malade, mais que, *quelques legers qu'eussent été les attouchemens qu'on faisoit à la dure-mere, ils excitoient des douleurs insuportables*. Et dans l'explication que l'Auteur donne des maux de tête cruels que ressentit d'abord pendant sept semaines M. Ernest de Rautern, sujet de cette observation, il les attribue à l'inflammation, à la supuration & à la solution de continuité des Meninges du cerveau, qui sont, dit-il, douées d'une *sensibilité très-exquise*, p. 190. C'est ce qu'on a déjà vu dans plusieurs observations que j'ai empruntées de Bonet.

Je pourrois grossir cette Dissertation des expériences que j'ai faites moi & mes Eleves, sur des animaux, de celles de MM. Lorri Français, Laghi Italien, Whytt Anglais, &c. qui prouvent la même vérité, mais je fais peu de cas des observations faites ſur les brutes ; & les Sçavans ont entre ſes mains les livres des Auteurs que je viens de nommer. Je me contenterai donc des expériences précédentes, & je finirai cet article par répondre à un argument que M. Haller croit très-concluant contre moi.

ART. I. Dure-mere.

Vous ne ſoutenez la ſenſibilité des Meninges du cerveau, me dit-il dans ſes lettres particulieres, que parce que dans votre Phyſiologie vous regardez ces membranes comme le principe des tuniques des nerfs, organes du ſentiment.

R. Les Meninges du cerveau, regardées comme l'origine des tuniques des nerfs, & la ſenſibilité de ces Meninges, ſont deux opinions très-diſtinctes, indépendantes même en quelque ſorte l'une de l'autre & auxquelles j'ai été forcé de donner mon conſentement par les faits mêmes, faits anatomiques, quant à l'origine des nerfs, que le ſcalpel & les yeux démontrent à tout Diſſequeur, qui voudra ſuivre la dure-mere & la pie-mere ſortant du crâne par les trous deſtinés aux nerfs, faits anatomiques qui ont convaincu les Winſlou, les Riolans, les Vezales, les Euſtaches, tous les Anatomiſtes

ART. I. Dure-mere.

enfin qui ont existé jusqu'à ce jour, où M. Haller prétend être venu pour leur montrer leur erreur; faits de pratique aussi universellement reconnus, quant à la sensibilité de ces membranes, & qui devoient fraper plus souvent & plus vivement qu'un autre le Chirurgien d'un grand Hôpital. Telle est sur ces meninges l'origine de mes sentimens, qu'on voudroit ici faire passer pour des opinions conjecturales, hasardées systématiquement, & soutenues ensuite par opiniâtreté.

Je conviens que les meninges du cerveau étant suposées fournir les tuniques aux nerfs, & ces nerfs piqués sur leurs membranes extérieures étant très-sensibles, cette connexion fait un fort préjugé en faveur de la sensibilité de la dure-mere & de la pie-mere leur principe. Cependant cette sensibilité n'en est pas encore une conséquence nécessaire; & absolument parlant, ces membranes principes pourroient être insensibles, au moins en quelques endroits, & leurs productions avoir du sentiment. Ainsi ma prétendue hypotèse anatomique de la continuité des nerfs avec la dure-mere ne me nécessitoit pas absolument à admettre la sensibilité de celle-ci. Les nerfs ne ne portent-ils pas aux muſcles le principe du mouvement ? & cependant les nerfs n'ont pas eux-mêmes ce mouvement. De même les meninges du cerveau pourroient porter aux nerfs le fluide ſenſitif, ſans être ſenſibles elles-mêmes. Car pour être ſenſibles ce n'eſt pas aſſez d'avoir des filieres pleines de fluide ſenſitif, il faut encore que ces filieres puiſſent être ébranlées par les objets extérieurs, de façon à produire ſur le fluide contenu l'impreſſion néceſſaire à la ſenſation. Or bien des circonſtances peuvent ôter à ces filieres les diſpoſitions à être ébranlées par les objets extérieurs; telles ſont la trop grande ſolidité de ces filieres, des couches extérieures de fibres non creuſes ou tout-à-fait ſolides, qui couvriroient ces filieres, des diſpoſitions à l'oſſification de ces couches extérieures, leur contuſion par des coups, leur engorgement par des maladies, & tant d'autres diſpoſitions à l'affaiſſement ou à l'obſtruction qui ôtent à ces fibres ou à ces lames extérieures la ſoupleſſe, l'élaſticité, par leſquelles ſeules elles peuvent recevoir & tranſmettre au fluide contenu dans les filieres intérieures les impreſſions des objets. En un mot, le principe du ſentiment cou-

ART. I. Dure-mere.

le dans ces dures-meres ou portions de dure-mere insensibles, comme il passe dans un nerf envelopé d'un canal osseux, comme il passe dans le nerf de la septieme paire, lorsqu'il traverse la partie pierreuse de l'os des tempes. Imaginons maintenant que cette écorse trop solide, peut-être parce qu'elle est trop voisine de sa source & de la boëte osseuse, devient, en quittant cette boëte, en s'éloignant de son principe, plus souple, d'un tissu plus rare; alors ces défauts, qu'on vient d'y observer, disparoîtront, & avec eux cette insensibilité. C'est ainsi que dans les racines des arbres il se trouve des nœuds fréquens, dont la tissure compacte & comme pierreuse, intercepte, sans doute, la liberté des fonctions de la végétation, tandis que dans le reste de l'arbre, dans les sommités surtout tendres & souples, ces fonctions se font d'une façon brillante; & cependant on ne révoque pas sans doute que ces racines soient les principes, l'origine de cette végétation ou des sucs moteurs de cette fonction.

ARTICLE SECOND.

Sensibilité de la Pie-mere.

LES observations précédentes regardent principalement la dure-mere ; en voici qui sont propres à la pie-mere, & qui me paroissent également établir la sensibilité de cette membrane.

Jean-Baptiste Prunier, âgé de quinze ans, manoeuvre-maçon de Sotteville lès-Rouen, dont j'ai fait mention à l'article de la Dure-mere, tomba le 22 Août 1764 du troisieme étage sur le pavé & se fractura l'occipital du côté gauche. Il mourut le troisieme jour dans l'assoupissement & le délire, malgré le trépan & tous les secours usités en pareil cas. Il n'y avoit nulle altération à la dure-mere ni au cerveau ; la pie-mere seule étoit extrêmement engorgée de sang, & il y en avoit une extravasion générale, sur-tout à la partie oposée au coup. Dans cet endroit-là seulement où le sang formoit des plaques très-vastes renfermées dans la duplicature de la pie-mere, il y avoit une altération superficielle d'un

ART. II. Pie-mere.

quart de ligne ou d'une demi-ligne au plus à la ſubſtance corticale, dans l'étendue d'environ un pouce & demi de long, ſur ſix lignes de large; altération qu'on voyoit bien qui venoit de la corruption du ſang contenu dans la duplicature de la pie-mere. Or je demande s'il eſt croyable qu'une ſi legere altération de la ſubſtance corticale ait cauſé la mort de Prunier en trois jours, tandis qu'on a vu des abſcès conſidérables dans le cerveau ne point faire mourir les ſujets qui les avoient, & qu'on en a vu d'autres porter des corps étrangers pendant pluſieurs années dans cette ſubſtance, comme on le verra à l'Article du Cerveau. N'eſt-il pas bien plus naturel de penſer que que c'eſt à l'altération générale de la pie-mere qu'on doit attribuer & les accidens & le ſort malheureux de cet enfant? Or comment concevoir que l'altération d'une partie inſenſible faſſe mourir?

Une femme de ſoixante ans harcelée d'une douleur de tête continuelle fut ouverte après ſa mort. On lui trouva dans la faulx cinq ou ſix éminences oſſeuſes pointues comme des aiguilles qui piquoient la pie-mere. *Bonet, Obſ. 103, p. 63.*

Une femme de condition ſouffroit les

douleurs de tête les plus cruels, comme si des aiguilles ou des dards la piquoient. Elle vouloit qu'on lui ouvrit le crâne. Elle devint hydropique & mourut. On lui trouva une espece de rocher attaché à la dure-mere & hérissé de pointes qui piquoient la pie-mere qui étoit couverte de mucosités. *Ibid. p. 59.*

Un berger cruellement affligé de douleurs de tête, sur-tout du côté gauche, pendant plus de deux ans, succomba à cet état. On lui trouva entre la dure-mere & la pie-mere, du côté gauche, une pierre de la grosseur d'un grain d'orge. *Ibid. p. 73.*

Un homme de trente ans ressentit pendant six mois de violens maux de tête. Il en mourut. On lui trouva la pie-mere livide jusques dans les confractuosités du cerveau. *Ibid. p. 37.*

Un homme de même âge, fort sujet à l'ivrognerie, après un excès de plusieurs jours, devint frénétique & mourut. On lui trouva les meninges gangrénées. *Ibid. p. 37.*

Depuis trente-un ans que je travaille dans l'Hôtel-Dieu de Rouen, j'y ai observé environ une douzaine de malades attaqués de cette roideur universelle que nous

ART. II. Pie-mere.

apellons *Tetanos*, & je ne me souviens pas d'en avoir vu guérir aucun.

Tout le monde convient que cette maladie consiste dans une contraction convulsive de tous les muscles ; mais quelle est la cause de cette contraction constante ?

Les plus célebres Auteurs pensent que cette cause est dans le cerveau, source du fluide qui produit la contraction ordinaire de ces organes.

J'aurois volontiers souscrit à ces autorités respectables, si je ne m'étois cru bien fondé à regarder le cerveau comme un filtre ou même un réservoir purement passif du fluide des nerfs & des muscles. Dans cette suposition je ne pouvois plus trouver de liaison entre la contraction constante des muscles, & une cause quelconque placée dans la substance du cerveau ; car si cette cause est irritante, elle n'a point d'effet sur un viscere qui manque de sentiment ; si c'est un simple obstacle au cours du fluide nerveux, la contraction des muscles s'en trouvera affoiblie ou anéantie, loin d'être portée à l'excès du *Tetanos*.

Les Observations nous avoient apris qu'un tendon, un nerf découvert & très-irrité donnent des convulsions & même des convulsions constantes, qui sont le *Tetanos* & ses diverses especes; mais ces faits nous confirmoient dans l'idée où nous étions que le siege de la cause de ces maladies devoit être un organe très-sensible. Les nerfs, selon nous, reçoivent leur solidité, & ainsi un des principes de leur sensibilité, des membranes du cerveau; d'où il étoit naturel de conclure que le *Tetanos* de cause interne, qui auroit son siége au concours de ces nerfs, ou au principe du sentiment, auroit par conséquent sa cause dans les membranes du cerveau.

Quelque conséquente & quelque probable que soit cette théorie, dont les principes nous paroissent solidement établis dans notre Physiologie, elle peut être encore regardée comme une simple conjecture, sur-tout par ceux qui donnent du sentiment au cerveau, & qui sont tentés de le refuser à ses membranes; ainsi, pour la faire passer de l'état de simple conjecture à celui du vrai systême de la nature, il falloit la vérifier par des faits, par des Observations. C'est ce que nous avons eu le bonheur de faire d'une façon très-convainquante.

ART. II. Pie-mere.

Premiérement, par l'ouverture des cadavres des deux derniers malades de notre Hôpital, attaqués du *Tetanos* de cauſe interne, & dans leſquels on a trouvé nul autre déſordre qu'une inflammation univerſelle de la pie-mere & une legere ſupuration dans toute ſon étendue : Rien dans le cerveau que de très-ſain. Ces deux Obſervations ſeules prouvent aſſez démonſtrativement que la cauſe du *Tetanos* conſiſte dans cette inflammation de la pie-mere. Cependant, avec un peu d'humeur, on pourroit peut-être encore alléguer que cette inflammation n'eſt que l'effet du *Tetanos* même, ou du vice du cerveau qui l'avoit produit ; mais voici une troiſieme Obſervation, qui me paroît décider nettement la queſtion.

Le 12 Janvier 1752, *Pierre Perchepié*, âgé de ſoixante-ſix ans, ouvrier du *Lieu de Santé*, où l'on conſtruiſoit alors notre nouvel Hôpital, reçut ſur la tête le coup d'un étai d'un poids conſidérable, il en fut terraſſé & reſta ſur la place ſans connoiſſance. Revenu de cet état, il retourna chez lui, & y paſſa la nuit aſſez bien. Le lendemain il revint à ſon travail & fit ſa journée à l'ordinaire. Premiere preuve que la ſubſtance du cerveau n'avoit été ni affaiſſée, ni altérée par ce coup, & que la perte de connoiſſance avoit été l'effet de la ſecouſſe violente & de l'irritation momentanée des membranes du cerveau, laquelle percuſſion douloureuſe avoit ſuprimé, pendant un certain tems, dans ces membranes, le concours des ſenſations, dont elles ſont le ſiége, & par-là avoit ſuſpendu les mouvemens conſéquens de l'ame & des eſprits dans les organes du mouvement, à peu près comme il nous arrive qu'après une entorſe médiocre de la cheville du pied, ou un coup fort douloureux à la rotule, nous ſommes quelques momens ſans pouvoir faire uſage de la jambe.

Perchepié, après ſa journée, retourna chez lui; mais il manqua d'apétit au ſouper, & la nuit il fut pris de délire. On l'amena à notre Hôpital le 15 Janvier, troiſieme jour de ſon accident. Il fut ſaigné amplement; il avoit une forte contuſion & une tumeur mollaſſe aux tégumens du pariétal gauche. J'ouvris cette tumeur & mis à découvert les os de cette région, auxquels je ne trouvai aucune fracture.

Le délire & les agitations continuerent,

Art. II. Pie-mere.

& il s'y joignit un *Tetanos* universel, qui faisoit que, quand on levoit la tête du blessé pour le panser, on levoit aussi tout son corps, qui étoit roide comme celui d'un cadavre gelé. On le trépana; il ne se trouva point d'épanchement; il mourut le 17 Janvier, cinquieme jour de l'accident, & deuxieme jour de l'opération: on l'ouvrit, on ne trouva ni dessus, ni dessous les membranes du cerveau aucun épanchement, aucune lézion. La dure-mere avoit, sous le coup, une disposition supuratoire, & paroissoit contuse; la pie-mere contenoit une couche legere de pus dans toute son étendue, & nous en trouvâmes environ une ou deux cuillerées, tant dans les ventricules, que sous la base du cerveau. Ce viscere étoit d'ailleurs très-sain dans toute sa tissure intérieure; ensorte qu'il parut évident que tous ces accidens, & notamment le *Tetanos*, ainsi que la mort du sujet, étoient des suites de l'inflammation supuratoire de la pie-mere & de toutes ses apartenances comme le plexus choroïde, &c. inflammation occasionnée par la percussion & la contusion.

Cette Observation confirme donc authentiquement notre opinion sur la sensi-

ART. II. Pie-mere.

bilité & les usages de ces meres-membranes. On voit ici, des yeux mêmes, que la perte de connoissance de Perchepié vint de la stupeur, de l'impuissance ou de l'inaction de ces membranes; que le délire ou le désordre de sa raison a été l'effet de leur inflammation ou de leur éréthisme, & non de ces maladies placées dans le cerveau, & qu'ainsi leur état légitime est une disposition capitale à la constitution d'un homme raisonnable; que par conséquent elles sont, ce qu'on apelle le siége de l'ame ou le *sensorium commune* (*a*).

Notre opinion se trouve confirmée par Fabrice Bartholet, qui assure que dans plusieurs frenétiques, dont il a ouvert les cadavres, il n'a trouvé que la pie-mere enflammée, le cerveau étant parfaitement sain. *Bonet, l. 1. sec. 7. p. 190.*

Le même Bonet raporte *p. 21. l. 1. sect. 1.* trois Observations de débilité de tête par un gonflement oédémateux des meninges, & sur-tout de la pie-mere, remplissant les ventricules des serosités qui en exudoient.

Les nerfs, en entrant dans les organes

(*a*) Cette proposition a été amplement prouvée dans ma Physiologie, & le sera encore à la fin de l'Article III.

ART. II. Pie-mere.

du ſentiment & du mouvement, ſe dépouillent de leur premiere tunique faite par la dure-mere. Il ne reſte plus au nerf que la pie-mere, & c'eſt cette pie-mere, qui fait d'un côté les toiles & les houpes nerveuſes, organes immédiats des ſenſations; & qui de l'autre porte le fluide nerveux dans les muſcles & concourt peut-être à l'entiere formation de leurs fibres motrices. L'inflammation de cette membrane donne à tout le ſyſtême qu'elle forme une roideur convulſive, qui tient les parois de ſes canaux tendues, & leur cavité ſans ceſſe ouverte aux eſprits vers ces organes, & lui communique en même-tems une irritation douloureuſe, qui y apelle auſſi ſans ceſſe ces eſprits & les met dans un orgaſme perpétuel, tandis que ce même état produit dans ces tuniques une indocilité décidée aux ordres de la volonté. La contraction convulſive & conſtante de tous les muſcles eſt donc une ſuite néceſſaire de cette inflammation de la pie-mere & de leur liaiſon intime avec cette tunique.

Outre la théorie du *Tetanos*, que nous retirons de notre Obſervation, celle-ci nous fournit encore une remarque importante pour la pratique Chirurgicale ; ce ſont les ſignes particuliers à l'inflammation de la pie-mere & à la lézion de la duremere, & ce qui les diſtingue ; c'eſt un détail qu'il faut voir dans l'Obſervation entiere de Perchepié.

M. Haller croit éluder ces preuves, en allégant que le *ſpaſme peut avoir des raiſons abſolument inacceſſibles à nos ſens.*

Ces raiſons inacceſſibles, loin de jetter de l'incertitude ſur celles qui ſont ſenſibles & évidentes, doivent les rendre plus précieuſes, plus eſtimables, & plus concluantes. Je ne prétends pas que l'inflammation de la pie-mere ſoit l'unique cauſe du *Tetanos* ; mais le nombre & l'uniformité de mes Obſervations prouvent inconteſtablement qu'elle en eſt une cauſe. Cela me ſuffit.

Cette hiſtoire, (de Perchepié,) continue M. Haller, *ne devroit pas être alléguée contre moi. Cet homme avoit du pus dans les ventricules & ſous la baze du cerveau. En voilà plus qu'il n'en faut pour faire naître le délire.*

Réponſe, 1°. Il n'eſt pas queſtion ici de délire ; mais de *Tetanos*, que du pus dans les ventricules ou ſous la baze du cerveau ne produit pas.

ART. II. Pie-mere.

2°. Nous avons nombre d'Obſervations qui prouvent que le pus, que des corps étrangers mêmes logés dans la propre ſubſtance du cerveau n'y ont produit ni délire, ni *Tetanos.* Ainſi ces accidens ne doivent pas être attribués à l'action de ce pus ſur le cerveau; mais à l'inflammation de la pie-mere, qui tapiſſe les ventricules, qui y a le plexus choroïde, & qui tapiſſe pareillement la baze du cerveau.

Ainſi le pus, que j'ai trouvé dans ces deux régions de la pie-mere, ne fait que prouver l'inflammation générale de cette membrane, & les conſéquences que j'en ai tirées.

Pour me réfuter, ajoute M. Haller, *il falloit à M. le Cat des expériences telles que les miennes; des dures-meres, des pies-meres irritées, dont il ſeroit ſurvenu des convulſions.*

Je réponds. 1°. Que mon Traité ſur la ſenſibilité de la dure-mere & de la pie-mere, étoit une ſuite néceſſaire de celui ſur le mouvement muſculaire qui a été couronné à Berlin, & qu'il n'y a jamais été queſtion de *réfuter* M. Haller, mais d'y établir une opinion qui entroit pour quelque choſe dans le Traité cité. J'ai prouvé cette These à M. Haller dans notre commerce épistolaire ; mais il me paroît que ce Sçavant ne revient pas aisément de ses préjugés. Art. II. Pie-mere.

2°. Je ne vois pas de quelle nécessité il est que la dure-mere irritée donne des convulsions, pour que sa sensibilité soit constante ; cependant il a de quoi se satisfaire dans cet Ouvrage, car il y a de nos observations, & de celles que nous avons empruntées des Auteurs, où la douleur, excitée sur la dure-mere, a été réellement jusqu'à produire des mouvemens convulsifs. J'avouerai aussi que j'en ai trouvé d'insensibles ; à cet égard, je ne puis que lui répéter ce que j'ai eu l'honneur de lui dire dans ma lettre du 24 Octobre 1755. » Je » ne sçai encore que ce que je sçavois déjà par vos expériences & par les miennes, » c'est-à-dire, qu'il y a des cas où la dure-» mere, la pie-mere, &c. ont quelque » chose du genre de sensibilité, qu'on » éprouve à la peau, aux muscles, aux » nerfs ; & d'autres cas où ces parties n'en » ont point. Mon premier objet actuelle-» ment me paroît être de déterminer ces » cas, les causes de cette alternative, & » d'analyser les expériences mêmes, qui

ART. II. Pie-mere.

» sont souvent plus trompeuses que les » principes. J'examinerai ensuite si chaque » genre de parties sensibles n'a point sa » douleur ou sa sensibilité particuliere; si » celle qu'on ressent à la peau, aux mus- » cles, &c. est absolument commune à » toutes les parties vivantes, sensibles, & » s'il ne seroit pas possible qu'une partie, qui » n'est ni peau, ni muscle, ni, &c. manquât » de cette sensibilité commune, de cette dou- » leur vive que cause une aiguille enfoncée » dans la peau, sans cesser d'avoir celle qui » lui est propre, & qui est peut-être plus » difficile à distinguer. Par exemple, du » pus, de la sanie qui séjourne sur la peau, » l'excorie, & y cause des démangeaisons » vives & insupportables; au lieu que sur » la dure-mere d'*Antoine Mabire*, ils ne » produisirent qu'un leger mal de tête.

Ajoutons à cela les causes générales de l'insensibilité accidentelle, auxquelles la dure-mere & la pie-mere doivent être soumises, comme les autres parties sensibles, telles que sont les contusions, les altérations, les dispositions à l'ossification & autres, capables d'ôter le sentiment.

Des animaux jeunes & sains n'ont pas la dure-mere presque cartilagineuse ou

presqu'osseuse

presqu'osseuse, dit encore M. Haller. Non, mais cette membrane est contuse ou stupéfaite par les opérations qui l'ont découverte; ou l'irritation qu'on y a fait n'y aura produit qu'une sensation de migraine, qui ne doit pas plus faire crier les animaux, que les hommes, qui y sont sujets, encore moins leur donner des convulsions. Enfin, un animal peut sentir une vive douleur & n'en donner aucun signe, parce qu'il est saisi de frayeur & distrait par un sentiment plus vif encore que celui qui fait l'objet de l'expérience, tandis qu'il donnera les marques attachées à la plus grande sensation, lorsque vous lui toucherez des parties insensibles. C'est ce que nous verrons à l'Article V.

Le même M. Clavier, Chirurgien du Neubourg, qui a constaté la sensibilité de la dure-mere; ayant été obligé d'ouvrir celle-ci pour un dépôt formé dessous, éprouva aussi que la pie-mere, qu'elle couvroit, avoit de la sensibilité, & il l'affirme dans le même Procès-verbal.

Le 21 Juin 1756, M. Léchevin mon éleve, & Chirurgien de l'Hôpital Général de cette Ville, trouva la pie-mere d'un

ART. II. Pie-mere.

chien très-sensible à la pointe d'une lancette ; au moins l'animal fit de grands mouvemens, pendant qu'on faisoit agir cette pointe sur la pie-mere. Je ne raporte ici cette expérience que pour l'oposer à celles du même genre qu'on cite contre notre opinion ; car encore une fois, nous ne faisons pas grand cas des Observations de cette espece faites sur les animaux.

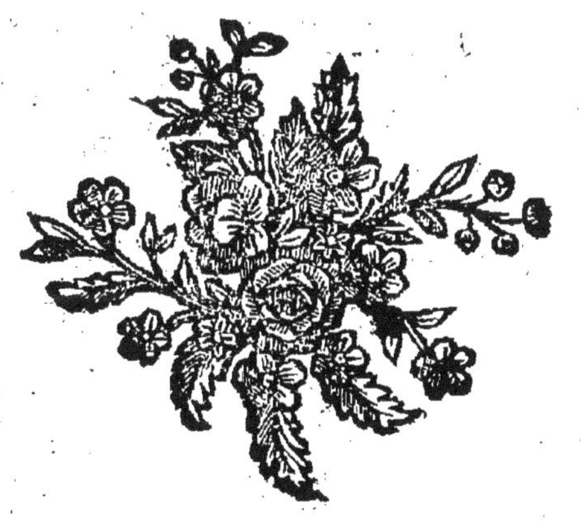

ARTICLE TROISIEME.

De la ſtructure des Nerfs, & de leurs envelopes.

IL vient de me tomber entre les mains une Diſſertation de M. Zinn ſur les enveloppes des nerfs, où cet habile Médecin Anatomiſte, Eleve de M. Haller, entreprend de ſaper, par les fondemens, c'eſt-à-dire, par la ſtructure des organes mêmes, l'opinion générale de la continuité des Meninges du cerveau avec les nerfs, & en particulier mon opinion de la ſenſibilité de ces meninges & du *ſenſorium commune*, placé dans la pie-mere ſur-tout; opinion dont il paroît regarder M. Winter comme l'Auteur. Mai 1764.

Je ne ſçai combien il y a que ce Profeſſeur de Leyde a publié ſon ſentiment là-deſſus, mais je ſçai qu'il y a près de trente ans que je l'enſeigne publiquement, & que je l'ai imprimé & publié en 1739, dans ce commencement de ma Phyſiologie, qui comprend le Traité des Sens (*a*), Ouvra-

(*a*) L'Ouvrage connu ſous le titre de *Traité des*

ART. III. Structure des nerfs.

ge que j'ai envoyé dès-lors aux principaux Sçavans de l'Europe. Quoiqu'il en soit, cette Dissertation de M. Zinn mérite que je traite ici un peu plus en détail la structure des nerfs & leurs enveloppes, objets liés intimement avec celui de cet Ouvrage.

§. I.

Notre sentiment sur la structure & les envelopes des nerfs.

L'opinion générale est que les meninges du cerveau fournissent une envelope, une gaine aux nerfs, mais on croit communément que la partie de ces nerfs qui, dans le cerveau, n'est que moëlleuse, acquierre en s'éloignant de sa source, une solidité indépendante de ces gaines, & que celles-ci ne font que conserver, défendre le nerf formé de cette substance moëlleuse. J'ai cru devoir m'écarter de cette opinion, en regardant les nerfs comme des canaux entie-

---

Sens en particulier, édition de Rouen, commence à la page 201, les 200 pages précédentes contiennent des Elémens de Physiologie, où l'article des Sensations, c'est-à-dire, celui *des Sens en général* n'est pas oublié.

vement faits par la dure-mere & la pie-mere, dans les filieres desquelles est contenue cette moëlle, & coule le suc nerveux. Je conviens que ce suc, qu'on a vu, qui est l'aliment de nos parties (*a*), est susceptible d'une grande assimilation, & c'est même à celle-ci que j'attribue en partie la formation des ganglions, des glandes & généralement de tout ce qui apartient aux nerfs, mais je crois être fondé à penser que les tuniques des meninges sont toujours, dans ces cas-là mêmes, le canevas de ces ouvrages, & que la moëlle & le suc nerveux ne font que remplir les mailles de ce canevas. Voici mes raisons.

ART. III. Structure des nerfs.

§. I. Notre sentiment.

1°. En disséquant les nerfs, dès leur origine, on observe que, si on leur enleve la pie-mere, qui envelope la substance moëlleuse, celle-ci n'a plus aucune consistance, aucune figure, elle se répand & se fond en quelque sorte. Suivez-les au contraire jusqu'à leur entrée dans la dure-mere, vous voyez qu'ils s'y confondent, qu'ils ne sont plus qu'une même chose avec cette membrane, que la moëlle s'é-

(*a*) Traité du Mouvement musculaire, Art. III. §. IV. V.

ART. III. Structure des nerfs.

§. I. Notre sentiment.

vanouit & ne laiſſe plus que des productions de la conſiſtance de cette dure-mere & de la pie-mere, comme on le remarque en diſſéquant, entr'autres, la cinquieme paire; ou que ſi la moëlle reſte comme dans le nerf optique, elle fait, non pas le nerf qui eſt toujours le produit de la dure-mere & de la pie-mere, mais une ſubſtance pulpeuſe, qui remplit les vuides du canal nerveux.

2°. Les nerfs ſont des vaiſſeaux; on diſtingue deux choſes dans des vaiſſeaux, leurs parois & la liqueur contenue & chariée. Le ſuc moëlleux nerveux & les eſprits font ce fluide des nerfs, & nous avons vu dans le Traité ſur le Mouvement muſculaire, part. III. §. V, que le ſuc nerveux n'eſt autre choſe qu'une émanation de la ſubſtance moëlleuſe du cerveau, délayée par une lymphe empreignée de beaucoup d'eſprits animaux; & que ce ſuc nerveux, le ſiege & le lien du fluide inſtrument du mouvement & du ſentiment, eſt en même-tems le ſuc nourricier de toute la machine. Mais on convient que la pie-mere & la dure-mere ſont les enveloppes & les ſeules enveloppes de cette ſubſtance moëlleuſe & lymphatique. Donc ces tuniques ſeules forment les parois qui contiennent le ſuc ou le fluide nerveux ; donc elles forment ſeules le vaiſſeau nerveux, le nerf enfin.

ART. III. Structure des nerfs.

§. I. Notre ſentiment.

3°. Le nerf eſt l'organe du ſentiment ; & tout ce qui eſt inſenſible ne peut être apellé nerf. L'inſenſibilité de la moëlle du cerveau eſt démontrée, non-ſeulement dans le cerveau même, mais encore dans l'intérieur & l'extrêmité du nerf optique. L'inſenſibilité du cerveau eſt traité à l'Article VI. §. IV. de cet Ouvrage ; celle de la partie moëlleuſe eſt prouvée dans la Phyſiologie citée pag. 94. 102, & ſur-tout dans le Traité des Sens, page 386 & ſuivantes, *Edit. de Rouen.* Cette ſubſtance moëlleuſe ne peut donc être l'organe du ſentiment, ni mériter le nom de nerf ; ce nom ne convient donc qu'à ce qu'on apelle communément les envelopes du nerf. Dira-t-on que cette moëlle, qui, dans le cerveau eſt inſenſible, change de nature & acquiert la propriété ſublime du ſentiment, en s'éloignant de ſa ſource, en prenant de la conſiſtance ? C'eſt preſque comme ſi on vouloit me faire croire qu'un fromage mou, en devenant ferme, en devenant fromage de Hollande ou de Gruyere, devient un corps organique, un Zoophite.

ART. III. Structure des nerfs.

§. I. Notre sentiment.

Dans quel endroit le cordon de cette ſubſtance moëlleuſe, qui ſort du cerveau, commence-t-il à avoir de la ſenſibilité ? Là où les meninges de ce viſcere lui donnent une gaine, un canal ; & l'obſervation de Mariote prouve que ce canal ſeul eſt ſenſible (*a*). Donc ces meninges ſeules font ce qu'il y a de ſenſible dans ce cordon ; donc elles font le nerf. Les Anatomiſtes ſçavent que la dure-mere eſt faite de deux lames, que la pie-mere eſt non-ſeulement faite auſſi de deux lames unies par un tiſſu cellulaire, mais encore que chacune de ces lames a une duplicature & des vaiſſeaux particuliers, que les inflammations & les injections fines découvrent. Les deux lames de la dure-mere forment les fortes tuniques extérieures des nerfs, & comme leur ſolidité eſt extrême, les nerfs s'en dépouillent en tout ou en partie. 1°. En donnant à tous les os des tuniques & à toutes les parties molles des tiſſus cellulaires. 2°. En exécutant ce dépouillement plus complétement encore, lorſque les nerfs forment quelqu'organe de ſenſation, où la délicateſſe eſt néceſſaire ; ils aban-

(*a*) *Voyez le Traité des Sens endroit cité.*

ART. III. Structure des nerfs.

§. I. Notre sentiment.

donnent même quelquefois une lame externe de la pie-mere, comme je l'ai démontré dans le globe de l'œil, (p. 373 du Traité des Sens.) Ces fortes lames de la dure-mere renferment les tuniques délicates de la pie-mere ; celles-ci embrassent immédiatement la substance moëlleuse jusques dans le cerveau, & le suc nerveux dans les régions les plus éloignées. Comme elles sont quadruples & unies par des tissus cellulaires, les plus fines & les plus intérieures forment, dans la cavité des autres, un tissu réticulaire & comme spongieux ou caverneux, dont les cellules sont remplies de sucs, soit moëlleux, soit émanés de la moëlle du cerveau. Nous pouvons regarder cette moëlle du cerveau, (avons nous dit dans le Traité sur les Muscles) comme la farine des semences des amandes, ou comme la substance des oignons. La gomme que ces semences, ces oignons contiennent, délayée par l'eau de la pluye, animée par la chaleur de la terre, est chariée par les filieres qui s'élevent de cette semence, filieres qui sont originairement faites aux dépens de ces mêmes sucs. Il paroît même que la liqueur séminale & végétative de l'amande ou sa tissure particuliere transfor-

ART. III. Structure des nerfs.

§. I. Notre sentiment.

me une partie des sucs de la terre en liqueur de même espece qu'elle ; sans cette transformation, comment un gland de la grosseur du bout du doigt produiroit-il un chêne immense ? L'analogie nous autorise à penser que la moëlle du cerveau est aussi le magazin du suc nerveux, gélatineux & spiritueux qui coule dans les nerfs. Que ce suc est recruté sans cesse par les liqueurs artérielles déposées dans la substance corticale du cerveau, qui n'admet de ces liqueurs que celles qui sont propres à faire le fluide des nerfs, & que la substance moëlleuse de ce viscere acheve de leur donner les propriétés de suc nerveux. Ce fluide, poussé dans les filieres & dans le tissu spongieux de l'intérieur du nerf, y devient non-seulement l'organe du sentiment, mais encore celui de la nutrition & de l'accroissement; fonctions qui ne sont autre chose que l'allongement des nerfs & de leurs expansions ou productions, par l'intus-susception de ce fluide & son assimilation.

Quand le nerf se dépouille de ses tuniques extérieures & grossieres pour former quelqu'organe de sensations, le tissu spongieux réticulaire, dont je viens de parler, n'étant plus contraint, se dilate, s'épanouit

Art. III. Structure des nerfs.

§. I. Notre sentiment.

& végete à la façon & dans la forme des bourgeons des arbres. C'est ce que nous apellons des mammelons nerveux ; on les nomme des houpes, quand ces bourgeons sont très-fins & rassemblés en nombre suffisant pour imiter nos houpes à poudrer. On les apelle des veloutés, quand tous ces petits poils nerveux, à côté les uns des autres, forment une espece d'étoffe qui aproche de nos velours.

Lorsque le tissu spongieux de l'extrêmité du nerf admet un accroissement considérable, il dégénére de sa qualité de mammelon, à proportion de la quantité du suc moëlleux nourricier, qui a dilaté ce tissu & s'y est assimilé ; alors le corps qui en résulte se nomme glande ; il tient, par sa couleur blanchâtre, de la nature de la substance du cerveau, qui a fait la matiere de son accroissement, & il en tient d'autant plus, qu'il est plus voisin du cerveau, comme on le voit dans les glandes pinéales, pituitaires, parotides, &c. Mais comme cette substance moëlleuse, ces sucs nourriciers, muqueux, mucilagineux, par eux-mêmes, n'ont point de sentiment, plus la glande est grosse ou excede les nerfs qui lui ont donné origine, moins elle est sensi-

Art. III. Structure des nerfs.

§. I. Notre sentiment.

ble. Cependant cet organe est le siége ordinaire des tumeurs malignes, des cancers, parce que le propre des maladies malignes est d'être une affection, une dépravation du genre nerveux, des esprits.

La dure-mere, la pie-mere font, pour former les ganglions vers l'origine des nerfs, ou dans la suite de leur cours, ce que nous venons de leur faire exécuter à leurs extrêmités pour les mammelons & les glandes. Voyez la portion de ma Physiologie imprimée en 1739, p. 105, & le n°. 6 & 7 du §. suivant.

§. II.

Opinion de M. Zinn sur les envelopes des nerfs, réfutée.

Il y a près de trente ans que j'enseigne publiquement que les tissus cellulaires du visage, du cou, de la poitrine, du bas-ventre, des muscles, viennent des nerfs. Pourquoi ? Parce qu'en disséquant les nerfs de la baze du crâne, ceux de la portion dure qui se répandent sur la face, & ceux de toutes les parties que je viens de nommer; j'ai été forcé de reconnoître que ces nerfs fournissent tous ces tissus, que leurs tuniques se résolvent en partie en ce tissu, & que quelques-uns de leurs filets s'épanouissent & se consument en entier dans ce tissu en forme d'éventaille, de feuilles de palmier, &c. Qu'enfin la Pleuvre, la Péritoine, &c. ne sont que des tissus cellulaires nombreux, tapés les uns contre les autres par les parties contenues dans les cavités de la poitrine & du bas-ventre.

ART. III. Structure des nerfs.

§. II. M. Zinn réfuté.

M. Zinn n'a fait que reconnoître, par ces dissections scrupuleuses, tout ce que je viens de dire là. Mais ce que j'ai vu faire à quelques lames fines de la dure-mere qui recouvre les os, à celle qui fournit la tunique extérieure des nerfs & à quelques filets des nerfs mêmes, il prétend que toute la dure-mere & toute la pie-mere le font, & qu'elles se perdent en entier en périostes & en tissus cellulaires; moyennant quoi le nerf ne se trouve plus fait que de la partie moëlleuse du cerveau & de la moëlle épiniere. C'est-là où commence l'erreur de l'illustre M. Zinn; erreur où il s'est engagé par attachement aux préjugés de son Maître le célebre M. Haller, qui, croyant les meninges du cerveau insensibles, a craint qu'on n'adoptât point son systême, tant qu'on resteroit dans l'opinion reçue, que ces meninges forment

ART. III. Structure des nerfs.

les tuniques des nerfs organes du sentiment. Il a conjecturé, ce Maître si cher à M. Zinn, & si respectable à toute la République des Lettres, il a conjecturé que les meninges ne passoient pas les trous du crâne, qui les renferment, & que les tuniques des nerfs n'étoient *qu'une simple toile celluleuse*. Il n'en a pas fallu davantage à son fidele Disciple pour entreprendre de réaliser cette simple conjecture, & de le faire, par les moyens les plus capables d'en imposer aux Sçavans mêmes, tels que sont les faits anatomiques.

§. II. M. Zinn réfuté.

En convenant d'une partie de ce que M. Zinn dit avoir reconnu dans la structure des enveloppes des nerfs, non-seulement on n'est pas nécessité à regarder ces envelopes ou meninges comme des parties étrangeres aux nerfs, mais même j'espére le forcer de reconnoître que ces meninges forment ces organes du sentiment, & cela en le combattant avec les mêmes armes qu'il a employées contre nous dans son Mémoire, la dissection exacte de ces parties, dont j'ajouterai ici l'histoire aux preuves qu'on vient de lire dans le paragraphe précédent.

Nouvel examen des nerfs.

1°. J'ai suivi de nouveau & tout récemment la premiere paire ou l'olfactif, jusques dans les fosses nazales.

Art. III. Structure des nerfs.

§. II. M. Zinn réfuté.

Premiere paire.

La dure-mere, qui s'y engage, reçoit d'abord, par-dessous la lame cribleuse, deux apendices de celle qui tapisse l'orbite, lesquelles lui viennent par les deux trous orbitaires internes. L'apendice du trou orbitaire postérieur se fourche & envoie une branche dans la région postérieure des fosses nazales.

A l'égard des trous de l'os cribleux, autant il y en a, autant j'ai trouvé de filets de la dure-mere qui y passoient pour aller former la membrane pituitaire; il y en avoit d'aussi fins que des fils & des cheveux, mais d'autres aussi avoient près d'une ligne de large, conformément aux diamétres des trous de ce crible que tout le monde connoît. Ceux qui alloient faire les toiles arachnoïdes, qui tapissent les lobes celluleux & les sinus, étoient plus fins.

Le filet récurrent de l'ophtalmique toujours envelopé de la dure-mere de l'orbite qui s'anastamose, comme je viens de dire, sous la lame cribleuse, avec la dure-mere de cette région, se ramifie bientôt en évantaille sur tout le tiers antérieur de la membrane pituitaire, & s'y confond avec elle,

ART. III. Structure des nerfs.

§. III. M. Zinn réfuté.

comme tous les autres filets de la dure-mere & de la pie-mere ; car en aucun endroit de cette distribution du nerf-olfactoire, il n'y a de traces de cette bave molle, qui, dans le crâne, fait ce même nerf olfactoire. On ne retrouve des indices de cette bave qu'à la surface interne de la membrane pituitaire dont la substance legérement veloutée ou fongueuse, & enduite de bave, donne assez à comprendre que les productions mammillaires sont entrées dans ces distributions, dans cette formation de la pituaire, & que contenues dans les duplicatures épanouies de la pie-mere, elles y versent, conjointement avec les fluides artériels, ce suc baveux qu'on y voit.

Deuxieme paire. Nerf optique.

2°. J'ai suivi le nerf optique du cerveau dans l'orbite & dans l'œil. Dans le crâne, la pie-mere du lobe antérieur s'attachoit, par plusieurs filets, à la surface de ce nerf. La dure-mere, à l'entrée du trou optique, s'unit circulairement au nerf qu'il enveloppe, en tapissant le trou optique. En entrant dans l'orbite, elle se divisoit en trois lames très-visibles, dont la plus externe tapissoit l'orbite, la moyenne devenoit musculeuse & formoit les muscles droits, &c. Et la troisieme interne envelopoit le nerf.

nerf. Jusques-là je suis assez d'accord avec M. Zinn, au moins quant aux deux lames externes & internes de la dure-mere.

ART. III. Structure des nerfs.

§. II. M. Zinn réfuté.

J'ai suivi l'envelope extérieure du nerf optique jusques dans la cornée opaque ou la sclérotique ; une tunique extérieure de la pie-mere alloit fortifier cette sclérotique, comme je l'ai démontré à l'Académie de Paris, & que je l'ai décrit dans mon Traité des Sens, pag. 373, le reste de la pie-mere faisoit la choroïde. (*a*)

Il est vrai qu'il y a là, contre le globe de l'œil, un replis, un redoublement comme ceux des cellules du colon, redoublement capable de faire illusion, & de faire regarder le globe de l'œil comme non continu à ces tuniques du nerf ; mais malgré ce redoublement, on reconnoît la continuité, on voit que ce repli avec adhérence est une suite nécessaire de l'épanouissement ou du boursoufflement sphérique de ces tuniques pour former le globe ; boursoufflement ample, qui les fait revenir sur elles-mêmes en quel-

Deuxieme paire.

(*a*) Voyez aussi l'Histoire de l'Académie des Sciences de Paris, année 1739, pag. 19.

ART. III. Structure des nerfs.

§. II. M. Zinn réfuté.

que sorte, & par-là les force d'étrangler leurs calibres, & de souder le repli sphe-roïde réflechi sur les parois directes du nerf.

M. Zinn reconnoît cette lame interne de la sclérotique que j'ai démontrée le premier, & que j'ai constaté venir de la pie-mere; mais il ne veut pas que le reste de cette cornée opaque soit une suite de la dure-mere; c'est, selon lui, *une tunique propre & particuliere à l'œil*, entiérement différente de l'envelope du nerf optique qui est *liée* très-étroitement à l'origine la plus épaisse de la sclérotique autour du nerf optique, par une *forte celluleuse*. Il en dit autant de la pie-mere, par raport à la choroïde.

Mais comment accorder que cette pie-mere aille doubler *intérieurement la sclérotique, dont elle est inséparable jusqu'à la cornée* transparente, & nier que la dure-mere, compagne aussi inséparable de l'autre meninge, soit exclue de ce prolongement? Notre Auteur est forcé d'avouer que cette *sclérotique est liée très-étroitement autour du nerf optique par une forte celluleuse*; mais qui ne sent pas que cette liaison étroite est une continuation, & que cette prétendue forte celluleuſe eſt la dure-mere même ? Eh, que ſeroit cette ſclérotique, je vous prie, ſi elle n'étoit pas un prolongement de la dure-mere ? Que ſeroit le globe de l'œil lui-même, s'il n'étoit pas une production du nerf optique ? Voudroit-on qu'ils fuſſent des organes *particuliers*, des eſpeces de *pieces raportées*, placées là comme par miracle & ſoudées de même à l'extrêmité du nerf optique ? Eſt-ce que nous ne ſommes pas, à cet égard, des eſpeces de végétaux ? Dire que le globe de l'œil n'eſt pas la ſuite & la production du nerf optique, c'eſt prétendre que les bourgeons, les feuilles, les fleurs & les fruits ne ſont pas des productions des arbres, & les continuations de leurs filiéres, & des ſucs qui y coulent. Voilà ce que la Phyſique, ou plutôt, la Nature dictera à tout homme qui la conſultera.

ART. III. Structure des nerfs.

§. II. M. Zinn réfuté.

3°. La troiſieme, quatrieme, ſixieme paire & l'ophtalmique, tous nerfs qui doivent paſſer par la fente ſphénoïdienne, ne ſont pas plutôt entrés dans le ſinus caverneux qu'ils ſont intimement adhérens à la dure-mere, ou plus généralement aux meninges & aux plexus qu'elles forment dans ce ſinus. C'eſt de toutes ces productions,

Troiſieme paire. Quatrieme paire. Sixieme paire.

ART. III. Structure des nerfs.

§. II. M. Zinn réfuté.

vraies origines supérieures du nerf intercostal (*a*), que tous ces nerfs reçoivent des filets sans nombre qui les envelopent, les pénetrent, s'identifient avec eux, & leur donnent la fermeté dont ils jouissent. Le nerf de la sixieme paire qui baigne plus completement dans le sang du sinus & s'attache moins à la dure-mere, reçoit des compensations par ses anastomoses ou adhérences intimes avec l'ophtalmique & la troisieme paire, & sur-tout avec le premier de ces nerfs auquel il s'attache dans une grande étendue. Or ces deux adjoints reçoivent beaucoup des meninges. Cette distribution des filets des membranes du cerveau, dispense la dure-mere de se prolonger encore sur ces nerfs dans l'orbite qu'elle a à tapisser; ils ont reçu dans le sinus tout ce dont ils avoient besoin pour leurs tuniques.

4°. J'ai vérifié de nouveau, que le gan-

(*a*) C'est ce qu'on verra dans la nouvelle Edition de ma Physiologie, où je donnerai l'explication de la planche de la baze du cerveau de la pag. 299 du Traité des Sens, & y joindrai quelques autres figures de détails qui font partie des études qui ont donné naissance à cette planche.

glion rougeâtre de la cinquieme paire est aussi une espece d'identification de la dure-mere & de la pie-mere avec le nerf, auquel il donne de la consistance.

ART. III. Structure des nerfs.

§. II. M. Zinn réfuté.

Cinquieme paire.

Il est vrai que la dure-mere se replie, en sortant du crâne, sur sa surface inférieure ; mais une de ses lames suit & accompagne le nerf. Je l'ai suivi, dans la troisieme branche, jusques dans la machoire inférieure ; en un mot, les nerfs font ici & par-tout, ce qu'ils font dans l'orbite, quoique d'une façon moins visible.

Septieme paire.

5°. La septieme paire, portion molle, est accompagnée de la dure-mere, non-seulement dans tout le trou acoustique interne qu'elle tapisse, mais dans les filets qui percent son fond, ce que j'ai reconnu, en tirant la dure-mere de ce fond ; & j'ai vu de ses filets, entrés dans l'os, tenir à cette tapisserie, comme ceux de la dure-mere, qui traversent le crâne, tiennent à celle-ci, quand on l'en arrache.

Les membranes, qu'on trouve ensuite dans le limaçon, fournissent une seconde preuve que les meninges y passent, car elles seules peuvent produire ces tuniques ; la partie moëlleuse du nerf n'y pourroit jamais faire qu'un enduit semblable à la retine ;

ART. III. Structure des nerfs.

ce qui est bien loin de representer les tuniques fines & élastiques de l'intérieur de l'ouie.

§. II. M. Zinn réfuté.

A l'égard de la portion dure, elle n'est réellement si dure que parce qu'elle reçoit encore un apendice de la dure-mere par le soupirail de l'aqueduc de Fallope. Voyez, *e*, pl. VI. fig. 4.

Huitieme paire.

6°. La huitieme paire. J'ai vu distinctement la dure-mere qui tapissoit la portion antérieure du trou déchiré, passage de la huitieme paire, se continuer, non-seulement sur ce nerf, mais même enveloper de tissu cellulaire tout le faisceau nerveux, y compris la neuvieme paire, qui se trouve en cette région-là, & même les muscles voisins. Eh, le premier ganglion de l'intercostal n'est-il pas la production en partie d'une apendice d'une pareille lame de la dure-mere, de la baze du crâne, & de celles que lui fournissent les nerfs nombreux qui s'y attachent. Voyez mes planches, où ce ganglion est representé; celle en particulier de la baze du cerveau, du Traité des Sens, pag. 299. Elle donne à la lettre X une de ces lames; mais, sans aller plus loin, voyez ici pl. VI. les figures 1, 2, 3 & 4, où cette généalogie du

Neuvieme paire.

Ganglion de l'intercostal.

premier ganglion eſt plus dévelopée. La fig. 1. repreſente le nerf intercoſtal d'un cheval, & ſon premier ganglion ſimplement dépouillés d'un tiſſu cellulaire. *a*, Eſt un vaiſſeau ſanguin qui accompagnoit ce nerf. *b*, Saillie qui apartenoit au nerf envelopé d'une toile forte du péricrâne. *c*, Rebord de cette toile forte & comme aponévrotique du péricrâne de la baze du crâne d'un cheval allant enveloper l'intercoſtal, & concourir à former ſon ganglion. *d*, Ce ganglion tout charnu, ou au moins preſqu'auſſi rouge qu'un muſcle. *e*, Groſſe branche de nerfs qui en ſort. *f*, Continuation du nerf intercoſtal après le ganglion.

La fig. 2. repreſente les mêmes parties diſſequées. *a*, Eſt le vaiſſeau ſanguin jetté ſur le côté. *b*, Une branche de l'intercoſtal encore molle & baveuſe, allant entrer dans une gaîne *g*, de la toile aponévrotique du péricrâne. *c*, Rebord de cette expanſion marquée auſſi *c*, fig. 1. *d*, Autre branche molle de l'intercoſtal, qui va pareillement être envelopée & fortifiée d'une toile du péricrâne, qu'on voit deſcendre deſſus de *a*. *e*, Le ganglion ouvert; il eſt rougeâtre & comme glanduleux.

ART. III. Structure des nerfs.

§. III. M. Zinn réfuté.

La fig. 3 offre les mêmes parties dans l'homme, vues antérieurement, extérieurement.

a. Racine de l'apophrisme stiloïde que j'ai enlevée.

b. Carotide interne coupée & relevée.

c. Faisceau de la huitieme, neuvieme, &c. paire de nerfs.

d. Intercostal adhérent à la carotide.

e. Ganglion intercostal, qui paroît ici double; sçavoir, un petit supérieur antérieur, & le gros ganglion ordinaire placé dessous; mais l'un & l'autre confondus, identifiés en un seul.

f. Gaîne de la dure-mere & du péricrâne enveloppant tous ces nerfs & vaisseaux, & envoyant des lames aux ganglions pour leur formation.

La fig. 4. represente les mêmes parties vues postérieurement. A. est le sinus de l'apophrisme mastoïde.

B. Le lobe antérieur du cerveau simplement esquissé.

D. Portion de la cinquieme paire de nerfs.

E. Carotide interne jettée sur la machine supérieure.

F. Ganglion de l'intercostal,

ART. III. Structure des nerfs.

§. II. M. Zinn réfuté.

a. Apophyse mastoïde à l'endroit où la portion dure sort du trou stilo-mastoïdien. *b*, Cette portion dure dans l'aqueduc jettant un filet pour le muscle de l'étrier. *c*, Endroit où la portion dure fait un coude en allant du trou auditif interne à l'aqueduc & où elle reçoit, par le *soupirail*, une lame de surcroit de la dure-mere. *d*, Esquisse du limaçon. *e* Deux lames qui vont aux nerfs de la portion dure par le soupirail; sçavoir, une derriere, *e*, qui vient du sinus caverneux, & une devant, *e*, qui est une suite de la dure-mere de cette région. *f*, Portions du péricrâne & de la dure-mere, qui vont se jetter sur la carotide & l'intercostal, pour concourir à faire, sur ce dernier, le ganglion cervical.

g. Portions fortes & puissantes du péricrâne & de la dure-mere, qui vont faire le ganglion.

En disséquant cette portion postérieure, *g*, du péricrâne, j'ai vu clairement que l'intercostal tire toute sa solidité de ces membranes, & le ganglion se forme visiblement de ces mêmes tuniques.

h. Faisceau de la huitieme, neuvieme, &c. jetté en arriere.

i, Rebord de la trompe d'Eustache, &

ART. III. Structure des nerfs. & de leurs ganglions.

§. II. M. Zinn réfuté.

au-dessus en devant, le péricrâne allant se jetter sur le nerf de la cinquieme paire. *k*, La dure-mere allant former la tunique de ce nerf. J'ai fendu cette tunique le long du nerf, pour faire voir qu'elle se continue & va se confondre avec sa substance. *l*, Est un rebord ou renflement formé par la rencontre de la dure-mere & du péricrâne, ou par l'inflexion subite que forme cette dure-mere, pour aller faire le péricrâne. *m*, Le contour de la carotide dans son conduit osseux. Derriere *m*, l'intercostal nud, mou, rampant derriere & contre la carotide.

7°. Pour mieux voir ce que devient la dure-mere vis-à-vis des nerfs; dont elle envelope l'origine, & continuer mon examen sur la nature, la structure & l'origine des ganglions, j'ai passé du fameux ganglion cervical de l'intercostal, aux plus gros nerfs du corps humain & à leurs ganglions, les sacrés, comme les plus propres de tous à éclaircir cette doctrine.

Je vais rendre compte de mes dernieres études sur cette matiere, en expliquant tout simplement les figures que j'y ai dessinées moi-même d'après nature.

La Figure cinq represente le bas de la

ART. III. Structure des nerfs & de leurs ganglions.

moëlle épiniere découverte depuis la troisieme vertebre des lombes A, exclusivement.

B, Est une espece de gaîne ligamenteuse & jaunâtre, dans ce sujet, qui tapissoit intérieurement ces vertebres. C, Gaîne fournie par la dure-mere. D, Quatrieme paire lombaire & son ganglion. E, Nerf sciatique ou crural postérieur. F, Cinquieme ou derniere paire lombaire. G, Nerf obturateur. H, Crural antérieur. K, Principale branche de la troisieme lombaire. 1, 2, 3, 4, 5, &c. ganglions sacrés. Après cette dénomination générale de ma planche, reprenons en détail ses diverses parties & les faits qui y sont démontrés.

A. B. C. D. E. F. G. H. K.

D. Ici j'ai renversé la gaîne de la moëlle épiniere formée par la dure-mere, je l'ai renversée, dis-je, sur le ganglion de la quatrieme lombaire, pour faire voir comment le nerf entre dans un étuit particulier que lui fait cette gaîne commune.

a. Est l'espece d'anneau que forme cette gaîne ainsi renversée.

b. Est une lame arachnoïde de la piemere, entrant dans le même anneau, & allant aussi former la gaîne particuliere du nerf & son ganglion.

Art. III. Structure des nerfs & de leurs ganglions.

F. Je me suis contenté de fendre ici cette gaîne particuliere, & de m'assurer qu'elle va se jetter sur le nerf & son ganglion.

1. Là j'ai disséqué cette gaîne & j'ai vu clairement qu'elle a deux lames principa-
a. les, dont l'externe, *a*, revêt tout le ganglion : je l'en ai séparée ; elle fait sa gaîne commune. Après que j'en ai eu dépouillé le ganglion, il a paru plus rouge, plus
b. musculeux. La lame interne principale, *b*, formoit autant de gaînes particulieres qu'il y avoit de faisceaux ou de filets, dont le nerf étoit composé. Je me suis restraint à deux faisceaux principaux dans cette figure. Tout le dehors de cette gaîne extérieure, *a. a*, du ganglion étoit couverte d'un tissu
c. cellulaire, *c*, graisseux, très-abondant & rougeâtre dans ce sujet-ci.

2. Ici j'ai fendu l'anneau, *a*, de la gaîne du nerf qu'on voit dans la quatrieme lombaire D ; je l'ai fendu, dis-je, jusqu'à
a. l'insertion de la lame interne, *a*, de cette gaîne dans le ganglion ; & j'ai vu que la
b. pie-mere, *b*, forme aussi sa gaîne particuliere environ deux lignes au-dessus de l'endroit où la lame interne de la dure-mere s'implante dans le nerf pour former son ganglion.

ART. III. Structure des nerfs & de leurs ganglions.

3. Dans cette troisieme paire sacrée j'ai tiré avec force une portion antérieure de la gaîne du nerf & du ganglion que leur fournit la dure-mere : j'ai, pour ainsi dire, écorché antérieurement ce ganglion, comme on écorche un lapin, & j'ai rabattu cette gaîne sur le bas du ganglion ; alors j'ai vu, 1°. dans la portion postérieure, *a*, *b*, que j'avois laissée... *a*, la lame interne de la dure-mere, qui alloit s'implanter dans les faisceaux nerveux avant leur métamorphose en ganglion... 2°. La portion de la lame externe & postérieure, *b*, de la dure-mere, qui enveloppoit tout le ganglion. 3°. Les faisceaux nerveux, *c*, avant leur métamorphose en ganglion, conservant leur blancheur. 4°. *d*, Les mêmes faisceaux gonflés & devenus musculeux dans le ganglion. 5°. Et enfin ces mêmes faisceaux, *e*, reprenant leur forme naturelle & s'engaînant encore ici dans une forte membrane faite de la dure-mere & du périoste des os voisins, ou au moins confondue avec ce périoste.

J'ai pris ensuite le plus gros des ganglions précédens, je l'ai ouvert en deux & en long, comme il est dans la fig. 6, & l'ayant examiné à la loupe, j'ai vu les choses suivantes.

Fig. 6.

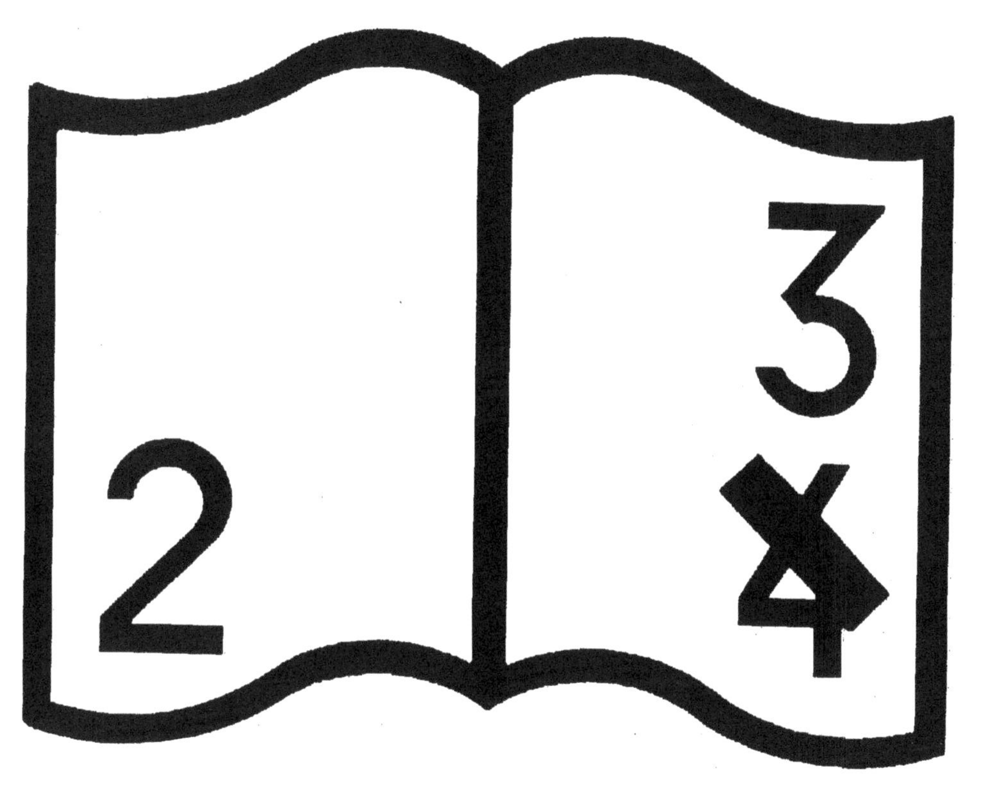

Pagination incorrecte — date incorrecte

NF Z 43-120-12

ART. III. Structure des nerfs & de leurs ganglions.

a, *b*. Le nerf, par sa partie supérieure au ganglion, divisé en trois gros faisceaux.

c, *d*. Le même nerf en sa partie inférieure au ganglion.

e. Lame externe de la dure-mere.

f. Lame interne allant s'insérer dans le ganglion. Il m'a paru que c'étoit-là exactement que commençoit la carnification des fibres du nerf.

g, *h*. Le ventre du ganglion, qui m'a paru plus musculeux extérieurement qu'intérieurement. On y remarque, intérieurement sur-tout, des anastomoses formant une espece de plexus. Ces filets intérieurs conservent leur blancheur dans presque toute leur étendue, & je pourrois même dire que la plupart la conservent dans toute la suite du ganglion.

J'ai examiné quelques autres ganglions, tant des sacrés que de ceux des vertebres cervicales qui fournissent des nerfs aux bras, & j'ai trouvé par-tout la même structure, par-tout la couleur charnue, plus visible après avoir enlevé la tunique externe de la dure-mere, par-tout l'interne entrant dans le nerf, & formant très-vraisemblablement la partie charnue du ganglion. Ce qui est certain, c'est que ce corps

ART. III. Structure des nerfs & de leurs ganglions.

charnu commence à être tel, là où la gaîne de la dure-mere insere sa lame interne dans le nerf, l'y incorpore, & là il y a une espece de nœud circulaire fait par cette incorporation. Or qu'est-ce que c'est que cette incorporation ? En quoi contribue-t-elle à former les petits faisceaux musculeux qui composent le ganglion : car ces petits muscles paroissent faits du nerf même, & cependant l'insertion de la gaîne de la dure-mere y paroît aussi absolument nécessaire, puisque par-tout où cette insertion ne se fait pas, il ne s'y forme point de ganglion. On vient de voir que cette insertion consiste à donner des gaînes aux filets nerveux & aux filets des filets, lesquels sont faits de la pie-mere, puisque par-tout nous avons vu cette arachnoïde précéder la dure-mere dans son insertion au nerf, qui est déjà fait de la substance moëlleuse envelopée de la même pie-mere dès le cerveau. Nos gaînes surabondantes de la dure-mere, 1°. donnent donc aux filets nerveux la capacité de former une substance plus considérable & plus ferme, telle qu'elle est dans le ganglion. 2°. La dure-mere sujette à dilater sa tissure, à y admettre du sang, à former, en un mot,

ART. III. Structure des nerfs & de leurs ganglions.

des fibres musculaires, ne fait donc ici que son métier ordinaire, si l'on peut dire.

Je ne dois pas oublier une nouvelle démonstration de cette vérité essentielle.... *Que la dure-mere ne cesse jamais de faire la tunique extérieure, non-seulement du nerf, mais encore de tous les filets qui le composent.*

On se souvient que dans la description du ganglion 1, fig. 5, la tunique externe, *a*, de la dure-mere produisoit un ample tissu cellulaire rougeâtre, *c*; & M. Zinn convient que c'est-là une production ordinaire à la dure-mere, puisqu'il prétend même qu'elle se résout & se consume en tissu cellulaire. Or en coupant en travers le gros nerf sciatique, E, qu'on sçait composé d'un grand nombre de cordes nerveuses, j'ai trouvé tous les interstices de ces filets remplis du même tissu cellulaire rougeâtre, dans ce sujet, & par-là d'une évidence singuliere. Donc cette production cellulaire entierement semblable à celle, *c*, de la dure-mere, démontre aux yeux mêmes que tous ces filets, qui composent le nerf sciatique, ont aussi pour parois extérieur la dure-mere.

Par tous les faits anatomiques que je viens

viens d'exposer, il devient constant que tout ce qu'on a observé au ganglion coronaire du tronc de la cinquieme paire, & en petit à presque tous les nerfs avant leur sortie du crâne, se voit ici à l'œil & très en grand, & de façon à fixer les incertitudes que nous pourrions avoir sur les autres nerfs & les autres ganglions ; ces mêmes faits conduisent à adopter les idées de Lancisi sur les ganglions qu'il regarde comme des organes précieux des seconds cerveaux. Voyez cet Auteur, voyez la page 105 de ma Physiologie. La nouvelle doctrine les dégrade de toute cette noblesse, & ce ne doit pas être un médiocre préjugé contre ces Physiologistes : car enfin, pourquoi cette nature si sage a-t-elle affecté de construire cet organe à l'issue de presque tous les nerfs du crâne & de l'épine ? C'est, dit M. Zinn, *pour fournir des tuniques celluleuses à tous les nerfs qui en partent, car la celluleuse des troncs n'y suffiroit pas.* Le bel emploi pour des organes construits avec tant d'art, que de fournir des celluleuses aux autres nerfs ! *Les troncs nerveux n'y suffiroient pas.* Mais le ganglion n'est que ce tronc nerveux devenu musculeux & comme glanduleux ; il n'a

ART. III. Structure des nerfs & de leurs ganglions.

M. Zinn réfuté.

Pag. 15.

ART. III. Structure des nerfs & de leurs ganglions.

pas plus de membranes que le tronc du nerf ; la structure de ganglion que prend ce nerf ne lui fournit donc rien qui le rende plus propre à multiplier les tissus cellulaires, & en général la structure musculeuse & glanduleuse ayant des usages beaucoup plus sublimes dans tout le reste de l'économie animale, pourquoi cesseroit-elle de les avoir dans le ganglion ?

Les plexus ganglio-formes répandus dans le reste du corps, ont une autre généalogie, & communément une autre structure ce sont plutôt des nœuds ou des confluents de nerfs que des ganglions ; aussi ont-ils rarement une tissure musculeuse ; quand cela leur arrive, c'est toujours à la dure mere & aux vaisseaux sanguins qu'elle admet qu'ils la doivent. Dans leur état ordinaire, il faut les regarder comme ces fleuves, qui en se rencontrant deux ou plusieurs à la fois, forment de larges confluens par la collision & l'oposition réciproque de leur cours, & aussi par l'affinité de leurs fluides, affinité digne de considération dans l'espece glutineuse du suc nerveux. On a des exemples de ces plexus dans les diverses unions du grand intercostal avec ses branches annexes des intervertébraux ; on en a d'autres dans le istributions de la portion dure sur le vi-age où elle a des rencontres, des anastomoses avec diverses branches de la cinquieme paire. Le plus grand nombre des plexus plus composés, plus considérables, doit être comparé à ces autres fleuves, qui ayant à couler dans des plaines où leurs eaux séjournent en quelque sorte, par le peu de pente & par l'obstacle du terrein, s'épanouissent & forment une multitude d'isles, entre lesquelles ne manquent pas de se trouver de vastes confluens d'eau, lesquels partent des bras dans une direction fort éloignée de celle de l'axe du canal primitif. Ces terreins obstacles ou occasion du séjour & de la subdivision du courant originaire du suc nerveux, ce sont les visceres, les glandes, &c. régions ordinaires des plexus.

ART. III. Structure des nerfs.

Après la formation des ganglions vertébraux, la dure-mere redevient ce qu'elle étoit avant d'y entrer, c'est-à-dire, qu'elle revient de son épanouissement, qu'elle se contracte & forme une tunique ferme & solide, presque comme elle étoit dans l'envelope de la moëlle épiniere.

Qui est l'homme assez crédule pour se laisser persuader que des corps aussi solides

ART. III. Structure des nerfs.

que les ganglions & les nerfs qui les suivent, ne sont que cette partie moëlleuse, casieuse, crêmeuse même, contenue dans la pie-mere, & dans la gaîne de la moëlle épiniere, laquelle moëlle ou crême prend tout à coup cette consistance, cette dureté qu'on remarque dans le ganglion & le nerf? S'il s'en trouvoit, je le convaincrois d'erreur par cette simple expérience. J'ai placé tous ces faisceaux de nerfs de la moëlle épiniere à leur sortie de l'épine, je les ai placés, dis-je, sur la lame de ma pince à disséquer; en passant le manche de mon scalpel dessus, j'en ai exprimé la partie moëlleuse, & l'ai fait rentrer, autant qu'il m'a été possible, dans la gaîne de la moëlle épiniere: Alors ces faisceaux étoient plats, mous, minces, presque transparens, & mis dans de l'eau, ils se sont épanouis en filets soyeux, qui dénotoient bien des membranes vuides & en très-grande partie écharpies.

Il y a plus, comme on le verra à l'Article de l'insensibilité du cerveau, cette partie moëlleuse, dans la Baleine, n'est qu'une liqueur transparent, comme l'eau-de-vie. (*a*) Or y a-t-il la moindre possibilité

(*a*) Anderson, Hist. Natur. du Groetland, tom. 2. p. 120, 124, &c.

qu'une liqueur limpide contenue dans des vases, dans des réservoirs, devienne, en les traversant, ou en passant par des tuyaux qui partent de ces vases, un corps aussi solide que ces vases mêmes ? Ce sont-là des supositions incompatibles avec toutes les loix de la Physique.

ART. III. Structure des nerfs.

Enfin, quand la structure d'un organe échape à nos examens par sa finesse, par sa délicatesse, dans une partie du corps, nous la cherchons dans une autre partie où elle est moins cachée à nos sens. Quand le corps humain ne fournit pas cette ressource, nous l'examinons dans ceux des animaux où la nature y a mis moins de mystere, & ce que nous y découvrons, sur sa structure, nous l'apliquons avec confiance & raison à celle du même organe où elle ne nous est pas visible. L'identité de l'organe, l'uniformité des voies de la nature forme une espece de démonstration. Tout cela se réunit en faveur de l'ancienne opinion.

Malpighy a recherché la structure des nerfs dans les animaux. Les plus gras d'entr'eux comme le bœuf parmi les quadrupédes, & le spadon parmi les poissons qui ont de gros yeux, lui ont fourni des preu-

Art. III. Structure des nerfs.

ves sensibles que le globe de l'œil n'est qu'une continuation du nerf optique, & celui-ci une continuation des meninges & du cerveau qu'elles contiennent. Il a vu & il fait voir à ses Lecteurs, par une planche, que la partie moëlleuse du cerveau contenue dans le nerf optique du spadon, y conserve les enfractuosités qu'elle a dans le cerveau même, & que des lames de la pie-mere suivent & envelopent aussi toutes ces lames moëlleuses dans leurs diverses circonvolutions.

L'arrangement de cette partie moëlleuse du nerf optique est différent dans les quadrupédes, mais c'est toujours des fibrilles moëlleuses envelopées de tuniques de la pie-mere, réunies en faisceaux par une pareille tunique, revêtues en totalité des meninges du cerveau, & se prolongeant dans le même ordre pour former l'œil.

Ce que la nature a fait sensiblement pour ce bel organe, elle l'a exécuté imperceptiblement pour tous les autres, avec des variations proportionnées aux divers usages de chaque partie; mais uniformément quant au fond du procédé.

Je viens de disséquer une quarantaine de *séche*. J'ai vu de mes propres yeux &

ſans aucun art dans cet inſecte-poiſſon, que les nerfs & la moëlle épiniere ne ſont en totalité que des prolongemens des membranes qui envelopent le cerveau. J'y ai vu que les mêmes nerfs y ont des cavités ſi évidentes, qu'il y en a du calibre d'une ligne de diametre, où j'ai introduit des injections & des ſyphons de ce volume. Tel eſt celui qui eſt déſigné par les lettres *q. r.* fig. II. pl. XXXVI. de *Swammerdam. Hiſtoire des inſectes. Deſcription anatomique de la ſéche. Coll. Acad. tom. V. part. Etr. p. 621.* Et dans tous ces nerfs de la ſéche, il y coule un fluide auſſi palpable & plus liquide que les liqueurs de nos arteres & de nos veines.

ART. III. Structure des nerfs.

Voilà donc une doctrine trop ſolidement établie, à ce que j'eſpere, pour craindre les révolutions, & je penſe qu'on peut regarder cette partie de la Phyſiologie, comme un Pays qui, par ſes fortifications eſt à l'abri de toutes incurſions.

Où eſt le *Senſorium commune.*

A l'égard du *ſenſorium commune* que ces Meſſieurs placent dans le cerveau, & moi dans les meninges, & ſur-tout dans la piemere & dans ſes productions qui occupent tout l'intérieur du cerveau; je crois mon opinion aſſez ſolidement établie dans ma Phyſiologie, p. 173 & ſuivantes. L'inſen-

P 4

ART. III. Structure des nerfs.

sibilité du cerveau dont j'ai déjà parlé & que je traiterai de nouveau à l'Article V. §. IV. emporte avec elle l'insuffisance de ce viscere à être un organe des sensations. La Baleine, qui n'a pour cerveau qu'un fluide contenu dans des cellules faites par les meninges, ne peut avoir son *sensorium commune* ailleurs que dans ces membranes, & l'on sçait que comme l'éléphant est, si l'on peut dire, un des plus raisonnables des quadrupédes, de même la Baleine est de tous les poissons le moins stupide ou le plus spirituel, le plus doué de sentiment. Les animaux à qui Woodward, Chirac, &c. ont vuidé le cerveau, & qui ont conservé leurs actions, leurs sensations, leurs passions, pendant plusieurs heures, n'avoient pas leur *sensorium* dans cette substance médulaire.

On a vu dans l'Observation de Saviard, p. 149 de l'Art. I. que des os pointus qui blessoient la dure-mere, & l'avoient rendue livide, donnoient des maux de tête qui faisoient perdre la raison. Le nommé Perchepié affecté uniquement à la pie-mere, p. 185, 187, a perdu la connoissance, a été pris du délire. La même page 187 contient plusieurs autres exemples semlables. Les meninges ſont donc l'organe de la raiſon, & par conſéquent le *ſenſorium commune.* Ajoutons à ces preuves en faveur du *ſenſorium* placé dans les meninges, un argument décisif que viennent de me fournir des monſtres humains.

ART. III. Structure des nerfs.

Du *Senſorium commune.*

Dans les trois premiers mois de cette ſeule année 1764, il m'eſt tombé entre les mains trois enfans nés ſans tête & ſans ou preſque ſans cerveau; & depuis 1755 juſqu'en 1761, j'ai eu trois autres enfans de la même eſpece. Tous ces enfans ont vécu juſqu'au terme de neuf mois, & ils ont acquis l'accroiſſement de tous les enfans nés à pareil terme. Il y a plus, c'eſt une Obſervation conſtante que ces enfans *acephales* ſont plus vifs que les autres. M. Denis, dans la douzieme conférence où il donne la deſcription d'un de ces fœtus & M. Vaiſſiere Chirurgien de Toulouſe, qui m'a envoyé celui de 1761, remarquent tous deux que.... *Ces enfans ſont très-vifs dans le ventre de leur mere, qu'ils étoient dans un mouvement très-violent au moment de l'accouchement, que dès qu'ils furent à l'air, ils en furent comme ſuffoqués & demeurérent tout à coup immobiles.*

Dans ces deux enfans, *il n'y avoit ab-*

ART. III. Structure des nerfs.

Du *Sensorium commune.*

solument ni cerveau ni cervelet. Les os de la base du crâne faisoient une masse informe, irréguliere dans laquelle on remarquoit des cellules tapissées par la dure-mere & la pie-mere. Une de ces membranes fermoit le canal de l'épine dans celui de M. Denis ; elles étoient continues avec la gaîne de la moëlle épiniere dans le monstre de Toulouse & dans les miens. J'ai trouvé dans ces derniers environ un pouce cube de substance moëlleuse. Il est évident que dans ces monstres, non plus que dans la baleine, le *sensorium* ne peut être placé que dans ces cellules de la dure-mere & de la pie-mere. Ces membranes sont donc aussi le rendez-vous des sensations dans tous les autres individus.

Non-seulement ces enfans sans cerveau ont eu des sensations, des mouvemens, mais, ce qui augmente le prodige, ils ont été plus vifs, c'est-à-dire, plus sensibles que les autres. Pourquoi cette sensibilité plus grande dans des monstres qui sembleroient devoir en être totalement privés ?

C'est précisément parce qu'ils avoient moins de suc moëlleux, nerveux, qu'ils ont été plus sensibles. Ce suc nerveux, je le ai donné dans ma Physiologie, l'épithete *de fluide conservateur*, & pour de bonnes raisons qu'on peut y voir, pag. 81. Par cette propriété il met un frein au mouvement des autres fluides. Il est l'antagoniste de celui à qui j'ai donné le nom de *Caustic*, pag. 73 du même Ouvrage. Il est constant que la plethore de ce suc produit le contraire de la vivacité; un sommeil trop long, une continence exacte & continuée rendent lourd, engourdi, parce que dans ces deux circonstances, le suc nerveux abonde, régorge, pour ainsi dire.

ART. III. Structure des nerfs.

Du *Sensorium commune.*

Ces monstres ont eu des mouvemens violens, & ils n'avoient pas ou presque pas de suc nerveux, qui est pourtant le fluide moteur des muscles.

Cette source du mouvement étoit très-foible chez eux, il faut en convenir; mais on a vu dans le Traité du Mouvement musculaire précédent, Article IV. §. IV. N°. 14. Qu'il y en a un riche magasin dans la masse des liqueurs; & celui-ci ne manquoit pas aux monstres de nos Observations. C'est dans cette seconde source qu'ils puisoient un suplément au suc nerveux de leur moëlle épiniere. Il est vrai que ce total n'égaloit pas la provision or-

ART. III. Structure des nerfs.

Du *Senforium commune.*

dinaire des fœtus ; mais je ſuis perſuadé que la violence des agitations de nos monſtres venoit de leur grande ſenſibilité expliquée ci-deſſus, & que celle-ci leur faiſoit faire *plus que force*, comme on dit.

Ce ſang qui fourniſſoit le principal agent de ces efforts venoit de la mere. Cette origine étoit évidente dans le dernier que j'ai examiné en Janvier 1764; il n'avoit ni cœur, ni aucun autre viſcere, ſubſtitut de ce mobile de la circulation ; ainſi le ſang ne circuloit chez lui que par l'impulſion de celui de la mere, porté par la veine ombilicale ; mais dans les autres acephales qui avoient un cœur, ils n'en devoient pas moins la principale ſource de leurs mouvemens à ce même ſang de la mere fourni d'air, de ſuc nerveux, de fluide animal. Ainſi dès qu'ils ont été ſéparés de cette mere & privés de cette ſource vitale, tout mouvement a dû ceſſer chez eux comme s'ils euſſent été ſuffoqués.

Je ne me ſuis occupé un inſtant à expliquer ces circonſtances du principal phénomene de ces monſtres, que pour montrer, en paſſant, dans les principes de notre Physiologie, une fécondité qui ne peut qu'ajouter un nouveau degré à la solidité que nous espérons leur avoir donné.

ART. III. Structure des nerfs.

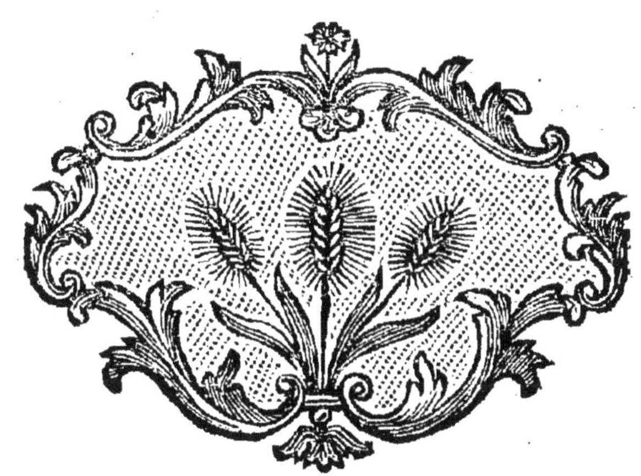

ARTICLE QUATRIEME.

Senſibilité des Membranes, des Ligamens, des Tendons, &c.

JE n'ai pas donné la ſenſibilité de la dure-mere, comme abſolument générale & ſans exception, je ne porterai pas plus haut mes prétentions au ſujet des membranes, des ligamens & des tendons, &c. Je crois l'erreur, le partage de tous les excès. M. Haller & pluſieurs autres ont aſſez prouvé qu'il y a de ces parties qui ont manqué en pluſieurs cas de ſenſibilité, j'en ai trouvé moi-même; mais je ne crois pas qu'ils aient prouvé, ni qu'ils puiſſent prouver qu'elles ſont toutes, de leur nature, inſenſibles; c'eſt ce que j'eſpére démontrer.

Tous les Praticiens connoiſſent aſſez les accidens de la lézion du péricrâne, la néceſſité de le débrider pour faire ceſſer ces accidents; la douleur vive que reſſentent les bleſſés, auxquels on aplique des ſpiritueux ſur cette membrane. Voici des obſervations qui les fortifieront dans leur opinion.

ART. IV. Des Membranes.

Marie-Marguetite l'Etouvé, âgée de 18 ans, née à Bremontier en Bray, demeurant à Saint Jacques près Dernétal, vint à l'Hôtel-Dieu en Novembre 1753 pour une ſupreſſion de ſes regles. Elle y eut l'hiver ſuivant la petite vérole ; au ſortir de laquelle elle fut attaquée d'une éréſipele au viſage & à toute la tête. Cette derniere maladie fut ſuivie de deux tumeurs indolentes à la partie poſtérieure du ſommet de la tête ; elles n'abſcéderent qu'à la fin de Mai 1754.

On en ouvrit une le 5 Juin, & l'autre le 8 ; le crâne n'étoit point découvert. Le fond de l'abſcès étoit une membrane blanche qui doit être ou le péricrâne ou la coëffe aponévrotique ; l'épaiſſeur des tégumens ouverts pouvoit faire ſoupçonner que la coëffe aponévrotique étoit compriſe dans l'inciſion ; mais des tégumens abſcédés peuvent ſe gonfler.

Ce qu'il y a de certain, c'eſt que, par la ſituation ſeule des abſcès, on peut décider qu'il n'y avoit-là aucune partie muſculeuſe. Or, auſſi-tôt l'ouverture faite, je mis le bout du doigt ſur la partie blanche qui en faiſoit le fond, & la malade fit de grands cris. Je répétai cet attouchement &

ART. IV. Des Membranes.

demandai à la malade, si tout de bon ell[e] sentoit mon doigt, elle me répondit pa[r] des expressions de très-mauvaise humeu[r] sur un doute qui la choquoit.

Quand on ouvrit la seconde tumeur, j[e] fis la même expérience avec un succès tou[t] pareil; & je touchai en même-tems le fon[d] de la premiere ouverte; où il y avoit déj[à] une couche de bourgeons charnus. Je l[e] tâtai encore avec le bout du doigt: l'ongl[e] n'avoit aucune part à cet attouchement cependant la malade fit les mêmes plainte[s] & les mêmes réponses que dans la premie re expérience.

Le 10 Juin, à la levée de l'apareil d[e] la derniere ouverte, je touchai encore le fond de ces deux plaies. La derniere ou-verte avoit à peine une premiere nuance de couleur de chair. La malade ressentit une douleur très-vive. La seconde ouverte étoit remplie de chair un peu mollasse; la douleur en étoit beaucoup plus suportable, selon les explications très-distinctes, que nous en donna la malade.

Toutes ces expériences se firent en la presence de tous les Chirurgiens de l'Hô-tel-Dieu & de MM. *Shalmers* & *Fenowick*,

le

le premier Ecossois, le second Anglois, tous deux mes Pensionnaires.

ART. IV. Des Membranes.

M. le Blanc, Chirurgien d'Orléans, me mande par une lettre du 8 Décembre 1752, qu'il a bien des fois fait l'opération du trépan à des sujets qui avoient toute leur raison, & qu'il a toujours vu que le détachement du péricrâne, par lequel on prélude à l'aplication des couronnes, a fait de grandes douleurs aux sujets. Il ajoute qu'on lit dans le Dictionnaire de James, Tom. II, colonne 1538, qu'on ne sçauroit lever le péricrâne, lorsqu'il est bien adhérent, *sans causer une douleur extrêmement vive, à moins que le malade ne soit tout-à-fait insensible & léthargique.*

Le 24 Janvier 1756 le nommé la Rose, Dragon du Régiment de la Reine, Compagnie de la Porte, reçut une plaie à la partie supérieure du front, qui lui mit à nud le péricrâne dans l'espace de trois ou quatre travers de doigts. On lui piqua cette membrane en plusieurs endroits avec une épingle, il se retiroit à chaque piquure, & se plaignoit distinctement qu'on lui faisoit du mal.

M. Salomon, Chirurgien à Neufchâtel, m'écrivit le 28 Novembre 1757 la lettre suivante.

ART. IV. Des Membranes.

» Je me trouvai le 27 Septembre dernier chez M. Gout, Chirurgien à Gaille-Fontaine ; on lui amena un garçon de dix-huit ans qui étoit tombé de la hauteur de sept pieds. La partie postérieure de la tête avoit porté sur le bord d'une pierre de taille. Le cuir chevelu étoit coupé ; la plaie avoit une figure demi-circulaire. La partie moyenne & supérieure de l'occipital étoit toute à découvert & une grande portion des deux pariétaux ; ce qui formoit un lambeau considérable. Il y avoit une grande portion du péricrâne qui étoit totalement séparé du cuir chevelu & des os. J'ai profité de cette occasion pour m'assurer de sa sensibilité. J'ai pris le lambeau du péricrâne avec mes deux doigts ; je le soulevois, & avec la pointe des ciseaux je le piquois ; le malade faisoit des cris horribles à chaque piquure. Je répétai cela dix à douze fois ; le malade a toujours fait des cris, en me disant que je le faisois beaucoup souffrir. J'amputai une portion de ce péricrâne détaché, ce qui occasionna encore de vives douleurs au malade. Après une telle expérience M. Haller ne me persuadera jamais que le péricrâne est insen-

» sible. J'ai eu encore une seconde occa- » sion depuis quinze jours de reconnoître « sa sensibilité, &c.

ART. IV. Des Membranes.

Dans une de nos expériences du 16 Juin 1735, sur un chien plus vieux que jeune, on mit de l'huile de vitriol sur son péricrâne; l'animal poussa de grands cris; tout son corps fut agité de convulsions, dans lesquelles il rendit les urines & les excrémens, &c. Voilà encore les convulsions que nous demandoit ci-devant M. Haller, il doit être content.

Dans celles du 21 Juin même année, un chien à qui on piqua le péricrâne avec une lancette, parut le sentir très-bien, mais l'esprit de vin & sur-tout l'huile de vitriol lui arracherent des cris fort aigus.

Le 12 de Septembre 1755 ayant découvert le péricrâne à un fort chien, on le toucha avec l'esprit de vitriol, l'animal ne cessa de se débattre.

La réputation de la sensibilité des périostes n'est pas moins solidement établie & sur les mêmes preuves.

» Si l'on fait attention, dit M. du Ver- » ney, dans son Traité des maladies des » os, à la situation du périoste & à la » connexion qu'il a avec les parties voisi-

ART. IV. Des Membranes.

» nes. il eſt aiſé de reconnoître que c'eſt » la membrane de tout le corps, dont le » ſentiment doit être le plus vif : ce qui eſt » encore une ſuite de ſa ſtructure.

» En général, ajoute-t-il, toutes les » membranes du corps ont un ſentiment » très-exquis ; mais entre toutes les mem» branes, il n'y en a point qui ait un ſen» timent ſi exquis que le périoſte, & dont » les douleurs ſoient ſi cruelles.

C'eſt à cette grande ſenſibilité du périoſte que tous les Praticiens attribuent les grandes douleurs que cauſe la formation des exoſtoſes ; & à quel autre principe ſeroit-il poſſible de les raporter ?

Le premier Septembre 1756 je touchai avec la ſonde une chair régénérée avec des portions de périoſte ſur le peroné de M. le Pelletier Officier des Dragons de la Reine, dont nous avions tiré une exfoliation quelques jours auparavant. Cette ſonde cauſa des douleurs aſſez vives au bleſſé.

Le 3 Septembre même expérience ; quand je touchois legerement, on ne ſentoit rien ou preſque rien ; quand j'apuyois, le ſang venoit & l'on ſentoit vivement. C'eſt bien de la ſenſibilité pour un périoſte en embryon, ſi l'on peut ainſi apeller des chairs fraîchement renouvellées sur des os qui se sont exfoliés, encore avois-je apliqué la veille sur ces chairs, un peu du marc de l'extrait de Saturne.

ART. IV. Sensibilité du Périoste.

Le 4 & le 5 Septembre même expérience & même résultat.

Dans nos expériences sur les animaux du 15 Juin 1755, ayant mis de l'huile de vitriol sur le périoste de la jambe d'un chien, l'animal donna des preuves de sensibilité aussi grandes que celles qui avoient accompagné l'ouverture & la dissection des tégumens.

Le 20 du même mois un jeune chien de quatre mois, sur le périoste duquel on apliqua de l'esprit de vitriol, fit de grands cris & des efforts pour s'échaper.

La conjonctive membrane de l'œil, la cornée transparente ; & généralement toutes les membranes de cette partie, ont une très-grande sensibilité, bien démontrée par les douleurs cruelles que cause le moindre corps étranger introduit dans ces organes. Elles sont bien des membranes ; elles n'ont rien de musculeux ; & leur origine du péricrâne, de la dure-mere & de la pie-mere, assez bien prouvée, transforme ces obser-

ART. IV. Sensibilité des membranes de l'œil.

vations en une preuve très-favorable à la sensibilité de toutes les membranes.

Le 21 Avril 1755 j'emportai à une fille malade à notre Hôpital, une portion de la conjonctive de l'œil gauche près la paupiere inférieure & une autre portion de cette membrane vers la paupiere supérieure, l'une & l'autre portion étant dégénérées en excroissances. La malade en ressentit des douleurs si vives, qu'elle en tomba en syncope après l'opération.

Dans toutes les opérations de la cataracte, que j'ai faites, soit par abaissement, soit par extraction, j'ai eu des preuves non équivoques que les membranes de l'œil, qu'on perce avec l'aiguille, ou avec l'instrument tranchant, sont sensibles. La conjonctive, entr'autres, l'est au point que, si on ne la perce pas brusquement, elle vous échape au premier sentiment qu'elle a de la pointe de l'aiguille, & excite dans le globe une agitation qui retarde l'opération, en ôtant aux parties le petit instant de repos qui est nécessaire pour y passer l'instrument.

Qui ignore les douleurs insuportables que cause la moindre paillette d'acier logée sur la cornée transparente, la moindre poussiere entrée sous la conjonctive.

Si des membranes de la tête nous passons à celles de la poitrine, quelle douleur suffoquante ne cause pas l'inflammation de la pleuvre ? Quelle convulsion n'excite pas une simple goutte d'eau introduite sur la membrane interne de la trachée artére ? Les maladies les plus cruelles & les plus subitement mortelles que nous ayions eu dans les années 1752 & 1753, étoient des inflammations supuratoires du péricarde & de la tunique extérieure du cœur qui en est une suite.

ART. IV. Sensibilité de la Pleuvre, du Péricarde.

Combien de cadavres j'ai ouverts, dans lesquels je n'ai trouvé d'autre cause de mort qu'une supuration de toute la pleuvre ? J'ai fait vingt fois la même observation par raport au péritoine.

Qui est le Chirurgien, le Médecin qui doutât, avant l'illustre M. Haller, des douleurs violentes & des accidens terribles qui suivent les piquures des tendons ?

Sensiblité des Tendons.

Entre toutes les blessures des parties nerveuses, dit Paré, la piquure est celle qui *plus amene de pernicieux accidens* ..... Après celles-ci, les plus dangereuses sont les plaies ou les nerfs, *tendons*, *membranes ne sont coupés qu'à demi ou superficiellement* ... *Traité des Plaies*, *Chap.* 39.

ART. IV. Sensibilité des Tendons.

Dans le Chap. 41 il donne l'Histoire de la Saignée très-douloureuse faite à Charles IX, & dans laquelle il dit qu'on piqua le nerf, que le bras enfla, se contracta, &c. On sçait qu'on apelloit dans ce tems-là les tendons des nerfs, ce que le vulgaire fait encore aujourd'hui; & il seroit aisé de prouver que c'étoit réellement le tendon qu'on avoit piqué à Charles IX; mais voici une observation de la même espece, beaucoup moins ancienne & sans équivoque.

M. Granier, autre Chirurgien de Paris, mon parent, fut apellé pour voir un Charbonnier à qui on avoit piqué, en le saignant, le tendon, & qui étoit pris de tous les accidens décrits par Paré & par tant d'autres. Mais une preuve convainquante que c'étoit bien le tendon & non le nerf qui avoit été piqué, c'est que cette partie du biceps tomba en supuration, en sequestre.

Petrus de Marchettis, dans ses observations chirurgicales en raporte une de la piquure du tendon par la saignée, suivie de convulsions & de la mort. *Bibliotheq. Chirurg. de Manget. tom. IV. p. 345.*

M. le Dran, observ. tom. I. p. 370 & tom. 2. pages 352, 357, inspire les plus

Art. IV. Des Tendons.

justes terreurs sur les blessures des parties tendineuses aponévrotiques, &c. Nous pourrions lui associer une foule d'Auteurs respectables; mais je me bornerai aux faits & sur-tout aux plus récens.

M. Marteau, Médecin connu dans la République des Lettres, Membre de l'Académie d'Amiens, & actuellement établi dans la même Ville, m'écrivit en ces termes le 4 Mars 1764.

» Quant à la sensibilité des tendons; » que peuvent les expériences modernes » contre des faits & des observations que » presente une pratique journaliere? Est-il » douleur comparable à celle que produit » l'espece de panaris dont l'humeur a son » son siege dans la gaîne du tendon? Elle al» lume la fievre la plus aiguë; elle apelle sou» vent le délire & la frenésie. Les saignées, » les antiphlogistres, les topiques émol» liens & adoucissans y sont d'un foible se» cours. Une incision à la gaîne du tendon » fait disparoître les symptômes comme » par enchantement. Elle contenoit donc » une humeur acre; elle étoit donc irritable » & sensible à ses picotemens.

» Ma Belle-mere a eu le tendon du biceps » piqué. A l'instant même elle avertit, par

ART. IV. Des Tendons.

» un cri, qu'elle étoit blessée. En effet elle » ressentit une douleur sourde continuelle. » Quelques jours après une grande inflam- » mation fut promptement suivie de la gan- » grene; il fallut scarifier & mettre à nud » le tendon. J'étois encore jeune, mais le » fait est aussi present à ma mémoire que » s'il venoit de se passer sous mes yeux. » Ma Belle-mere & le sieur Tempé, son » Chirurgien, vivent encore. L'un & l'au- » tre m'ont confirmé le détail de cet acci- » dent qui m'avoit frappé au point de m'ins- » pirer de l'horreur pour la saignée.

» J'ai moi-même éprouvé, continue M. » Marteau, combien grande peut être la » sensibilité des tendons. Une piquure d'é- » pingle à celui de l'extenseur de l'annulaire » gauche m'a produit une douleur des plus » aiguës avec frisson, fievre, inflamma- » tion de la main, du poignet & de l'avant- » bras. J'ai remarqué en cette occasion ce » que l'expérience m'a confirmé depuis, » que les piquures des tendons ne produi- » sent d'abord (*a*) qu'une douleur sourde;

(*a*) C'est-à-dire, après la piquure & dans le vingt-quatre heures qui la suivent, car dans l'instant de la piquure la douleur est fort vive & fait toujours faire un cri au blessé.

» mais dans le courant du ſecond jour elle » devient très-vive, & ce dévelopement » de la ſenſibilité eſt très-ſubit.

ART. IV. Des Tendons.

On a entrepris d'expliquer ces accidens dont les obſervations ſont inconteſtables, ſans accorder la ſenſibilité aux tendons bleſſés (*a*). On prétend qu'ils dépendent du *changement qui arrive dans le corps du muſcle & dans les parties voiſines, parce qu'alors le muſcle étant entier d'un côté, pendant que l'autre partie, abandonnée à elle-même, eſt en contraction, il faut que la partie entiere ſoutienne ſeule l'effort que ſoutenoit tout le muſcle; ainſi les fibres entieres ſont alors tiraillées, éprouvent une diſtention conſidérable, & produiſent la douleur qui ſe fait ſentir, non dans l'endroit de la rupture, mais dans les parties charnues qui ſont au-deſſus.*

C'eſt un Confrere très-ſpirituel, très-aimable, à qui ce faux raiſonnement eſt échapé & j'en ſuis ſurpris. Quel changement peut-il arriver dans le corps d'un muſcle, lorſque quelques fibres d'un tendon inſenſible, ou d'une corde que ce muſ-

(*a*) Mercure de Juin 1757, p. 145.

ART. IV. Des Tendons.

cle tire, sont divisées ? Aucun ; non plus qu'il n'arrivera de changement dans mon bras, si, tirant une corde qui tient à un poids considérable, quelques fibres de cette corde se cassent. *Le muscle*, dit-il, *étant entier d'un côté, pendant que l'autre partie abandonnée à elle-même, est en contraction, il faut que la partie entiere soutienne seule l'effort....* Mais y pense-t-on ? 1°. La division, la blessure n'est pas dans le muscle ; celui-ci est entier des deux côtés, tout entier & en corps, il est en contraction ; tout entier & en corps il soutient l'effort ; la division étant dans le tendon seul, c'est dans ce seul tendon que se fera le tiraillement, la distension, la douleur, source de tous les accidens de ces piquures, de ces demi-ruptures. 2°. Quel effort, je vous prie, soutient un muscle biceps lorsque le bras est en repos & ployé ? Son inaction doit être complette ; ou si, malgré cette situation, ou le relâchement est naturel, il est mis en contraction, en éretisme inflammatoire, il il faut que ce soit par un aiguillon préexistant, il faut que ce soit par la douleur de la piquure, de la blessure. Or cette blessure douloureuse préexistante est dans le tendon ; il est donc sensible. C'est donc là qu'eſt le tiraillement douloureux & ſpaſmodique ; & ſi l'on fait tomber tous les accidens en achevant de couper le tendon ; c'eſt par le même méchaniſme qu'on calme ceux d'un nerf piqué, en le coupant en travers.

Le Défenſeur des opinions de M. Haller, croit que ſi les autres Obſervateurs n'ont pas trouvé, comme lui, le tendon inſenſible, c'eſt qu'ils n'ont pas pris toutes les meſures indiquées par ſon héros. M. Lorry eſt bon pour ſe défendre de ce reproche ; mais c'eſt toujours une triſte reſſource que de jetter des ſoupçons ſur l'intelligence & l'adreſſe de ſes Adverſaires ; on aura de la peine à accréditer ce moyen, principalement à l'égard d'un grand nombre de Sçavans, qui ont fait ces expériences avec toutes les précautions imaginables, ſous les yeux les plus clairvoyans, & par les mains les plus adroites & les plus exercées ; je mets de ce nombre les eſſais faits par M. Laghi Italien, & publiés en France dans le Journal œconomique d'Août 1756, p. 118. Mais l'aimable Confrere dont je prends la liberté de combattre l'opinion, tout en l'eſtimant & en l'aimant beaucoup, eſt-il

ART. IV. Des Tendons.

toujours d'accord avec M. Haller & avec lui-même ? Il a trouvé le périoste extérieur insensible, & celui qui est dans la cavité des os lui a paru sensible, pourquoi cette différence entre-deux membranes qui ne diffèrent que par leur situation ? Revenons à nos Observations.

J'ai été moi-même le témoin de quelques-unes des catastrophes qui ont suivi les piquures des tendons.

En 1737 une ancienne femme de charge de Madame la Présidente de Bermonville, rue de la Pie à Rouen, en passant la main sur le tapis d'une table, pour le nétoyer, y rencontra une aiguille qui lui entra dans la main & lui piqua le tendon fléchisseur du pouce. Il survint un gonflement extrême, non-seulement à toute la main, mais encore au bras, à l'aisselle, au côté même de la poitrine, avec une grande fiévre, le délire, &c.

Malgré les saignées & tous les remedes indiqués en pareil cas, toutes ces parties abscédérent, la malade fut réduite à l'extrêmité : On ouvrit les trajets de tous les tendons abscédés, ainsi que les ligamens transversaux du poignet, la région du muscle quarré pronateur, le bras, &c.

ART. IV. Des Tendons.

L'avant-bras.

Quoique cette femme guérit de ces terribles accidens, son tempérament, qui, avant cette piquure, étoit des plus robustes, fut entiérement perverti; son corps devint, pendant une année, une pepiniére d'abscès qui se succédérent dans les diverses parties, & qui enfin la firent périr.

Combien n'ai-je point vu d'accidens pareils à ceux-ci, ou très-aprochans de ceux-ci, après des piquures d'épines, qui avoient blessé ou les tendons des doigts ou les aponévroses palmaires. J'en ai même vu de mortels, après des saignées qui avoient piqué l'aponévrose du biceps. Dira-t-on que la blessure de la peau qui couvre les articulations, les tendons, les aponévroses, & qui est plus sensible que le reste des tégumens, est la seule cause de ces accidens? Tout le monde sçait que la peau est une partie que l'on coupe si impunément, que les Charlatans font sur elle les expériences publiques, par lesquelles ils annoncent les vertus merveilleuses de leurs baumes; il n'y a donc pas d'aparence qu'un organe aussi paisible soit le principe de si étranges désordres, quand même on lui accorderoit une plus grande

ART. IV. Des Tendons.

sensibilité aux endroits cités. Je dis plus; cette propriété, qu'on lui accorde, dépose évidemment contre le nouveau systême; car comment des tégumens, qui couvriroient des parties insensibles, pourroient-ils avoir une sensibilité supérieure à tous les autres? S'ils ont cette sensibilité éminente, de qui la reçoivent-ils, si ce n'est des parties qu'ils couvrent, & qui par conséquent doivent avoir cette sensibilité supérieure, avant de la leur communiquer?

Le 28 Mai 1755, Vincent Lequet âgé de dix ans, de la Paroisse Saint Maclou, vint à notre Hôpital, ayant la peau du doigt index de la main droite emportée en entier sur la partie externe de la premiere phalange; & par conséquent le tendon extenseur & les ligamens, qui le revêtent, bien découverts.

Je mis l'ongle de mon doigt index sur ces parties, en les ébranlant un peu, & je demandai à Vincent, s'il sentoit ce que je lui faisois? Oui, dit-il; & qu'est-ce que je te fais? *Vous me tirez cela*, répondit-il.

J'apliquai la pointe des cizeaux à la place de l'ongle, sans remuer. Sens-tu cela, lui dis-je? Vous me faites mal, répondit-il.

Comme

ART. IV. Des Tendons.

Comme ceux qui le tenoient l'empêchoient de voir la partie bleſſée, & que ſa vue ne portoit que ſur le haut des mains qui y touchoient; on poſa les mains comme ſi on agiſſoit ſur ces parties, ſans le faire, & on lui demanda ce qu'il ſentoit, pour voir ſi l'imagination n'avoit point de part à ſes premieres réponſes, il dit qu'il ne ſentoit rien.

Quarante-huit heures après, 30 Mai, je répétai cette expérience, en touchant le tendon avec un ſtilet mouſſe. Vincent ſe plaignit de la douleur que je lui faiſois. J'affectai de lui ſoutenir qu'il mentoit ou qu'il ſe trompoit, & je répétai pluſieurs fois mes attouchemens; il perſiſta à ſe plaindre à chaque expérience & à m'aſſurer que je le faiſois ſouffrir.

Deux jours après, premier Juin, je fis l'expérience avec une épingle; au premier attouchement, il ne ſentit rien; mais ayant placé mon épingle à quelques lignes delà, elle s'enfonça, alors il ſe plaignit vivement & il vint un peu de ſang. Je crois que l'inſenſibilité du premier attouchement venoit de ce que le tendon, que je touchois alors, étoit mortifié; car, quelques jours après, cette portion ſe ſequeſtra, &

ART. IV. Des Tendons.

l'endroit ſenſible, qui ſaigna, étoit le périoſte. Les deux phalanges ſuivantes, qui étoient briſées, étant pourries, elles tombérent le 3 Juin, & le 4 le reſte du tendon de la premiere phalange commençoit à ſe couvrir de chair.

Le 27 Mai 1756, le nommé la Riviere, Grenadier de France, de la Compagnie de Groand, arriva à notre Hôtel-Dieu, avec un coup de ſabre qui lui avoit coupé le tendon principal antérieur ou interne de l'extenſeur du pouce. M. Ferraudy gagnant Maîtriſe, mon parent, qui le reçut & le panſa, lui prît les extrêmités coupées de ce tendon avec des pinces & appuya deſſus cet inſtrument, il le piqua enſuite avec une épingle. Dans toutes ces épreuves, le Grenadier aſſura qu'il ſentoit ce qu'on lui faiſoit, & que la piquure de l'épingle lui cauſoit de la douleur. Le lendemain, je fis les mêmes expériences en preſence de toute la Chirurgie de l'Hôtel-Dieu. Le Grenadier nous aſſura de la même ſenſibilité; mais elle étoit médiocre au milieu extérieure du tendon découvert, tandis qu'elle étoit plus forte dans ſa partie latérale que recouvroient les parties voiſines, lorſqu'on l raprochoit. Je répétai ces mêmes expériences le lendemain 29, & j'en eus le même résultat.

Art. IV. Tendons, Ligamens.

On lit dans le premier volume des Observations & recherches de Médecine par une Société de Médecins de Londres, in-8°. page 460. Que le déchirement du tendon du doigt, occasionna une contraction spasmodique de la machoire inférieure, qui a été guérie par l'opium. L'observation est du Docteur Sylvestre, Membre de la Société Royale de Londres.

Les simples contusions & les distensions des articulations, où il n'y a que des ligamens & des tendons, n'ont-ils pas aussi les suites les plus fâcheuses? Nous avons vu la fiévre, le délire, être les suites des douleurs vives que causoient des luxations plus que complettes, qui avoient rompu les ligamens articulaires, & même des tendons couchés sur ces articulations. De quelles douleurs encore ne sont pas suivies de simples entorses, dans lesquelles il n'y a nulle partie musculeuse intéressée? J'ai vu un homme vigoureux ressentir une douleur si vive d'une chûte, dans laquelle son genouil avoit porté sur l'angle d'un pavé, qu'il s'en trouva mal.

ART. IV. Tendons, Ligamens.

Le 24 Avril 1755, M. Charpentier, ancien Garde du Roi, & Bourgeois de Rouen, rue Beauvoisine, tomba de cheval à Tôte, chemin de Dieppe. Son genouil droit porta sur des cailloux. Quoiqu'il fut en bottes molles, il ressentit à cette partie une violente douleur, qui dura au moins trente minutes. Pendant quinze jours cette extrêmité resta affectée d'une douleur, comme d'une plaie fixée à la grandeur de l'ongle du pouce sur la face externe inférieure de la rotule. Après cette quinzaine, la douleur devint moindre; quelques jours après, elle s'aigrit, elle fut accompagnée de picotemens & d'engourdissemens dans la jambe. Je l'examinai le 9 Juin, six semaines après cette chûte. Je trouvai réellement vers la pointe inférieure, face externe de la rotule, un petit enfoncement comme d'une plaie faite dans le ligament aponévrotique, qui revêt cette surface; laquelle plaie laissoit à découvert, sous les tégumens, l'os qu'on sentoit à travers ces tégumens; au bord inférieur de ce petit espace, je sentis un petit morceau mol & flottant, qui sembloit être une petite excroissance régénérée du bord inférieur de cette aponévroſe, petite excroiſſance ſur laquelle on ne pouvoit appuyer, ſans exciter une vive douleur. Lorſque M. Charpentier avoit la jambe étendue, il ne ſentoit aucun mal; mais quand il la ployoit, les douleurs recommençoient. Il eſt aſſez évident que cette bleſſure étoit la rupture d'une portion du ligament capſulaire de la rotule; & que toutes ces douleurs prouvent la ſenſibilité de ce genre de parties.

Art. IV. Tendons, Ligamens.

Cette obſervation me rapelle pluſieurs ruptures du Tendon d'Achilles que j'ai traitées, & qui ont toujours été accompagnées de douleur.

En 1741 un Bucheron de ma connoiſſance, fut frapé violemment au genouil par le reſſort d'une groſſe branche d'arbre; toute cette extrêmité tomba dans un gonflement qui fut ſuivi de la gangréne & de la mort du bleſſé.

Heiſter dit dans ſes Inſtitutions de Chirurgie, que toutes les fois que les jointures ſont froiſſées, il y a preſque toujours des douleurs conſidérables, des inflammations, des convulſions, la gangréne, le ſphacele, &c. (*a*)

(*a*) *Quotiès oſſium junctura colliſa ſunt, inſignes plerùmque dolores, atquè inflammationes, convulſiones itèm atquè gangrena & ſphacelus, &c. moventur.* Part. I. l. 1. Cap. xv. Art. vi.

ART. IV. Tendons, ligamens.

Pierre Prevôt, charpentier âgé de quarante-un ans, de Fontaines-sous-Préaux, entra à l'Hôtel-Dieu de Rouen, vers la fin de Juin, pour une plaie longitudinale d'environ trois doigts de longueur, située à l'articulation du genouil, supérieurement & un peu intérieurement, c'est-à-dire, au-dessus & en dedans de la rotule. Ce blessé avoit d'abord été pansé avec du linge trempé dans l'eau-de-vie, & fortement tamponné. Nous ôtames ce linge, & ayant trouvé une plaie fort vilaine & fort séche, nous ajoutâmes aux digestifs ordinaires le cataplasme émollient & résolutif par-dessus les plumaceaux.

Le gonflement de la cuisse ne diminuant pas, je débridai la plaie, sur-tout vers le haut; & ayant aperçu de la fluctuation au-dessus, je prolongeai mes incisions, je tirai une grande quantité de pus fœtide. Je fis des contr'ouvertures, des égouts; mais malgré nos précautions, le malade mourut quelques jours après.

En 1742, Pierre Acard, garçon charpentier, âgé de vingt ans, de la Paroisse du Ménil-rôt, vint à notre Hôtel-Dieu, pour un coup de hache qu'il s'étoit donné au genouil gauche sur le condile interne du fœmur, qui étoit aſſez découvert pour le laiſſer toucher avec le doigt. Toute cette extrêmité, la cuiſſe ſur-tout, étoit gonflée & tendue horriblement; je débridai, mais avec ménagement, à cauſe de la mort du ſujet qui l'an paſſé, avoit eu pareil accident. Celui-ci vécut un peu plus long-tems, mais il mourut néanmoins le 25 Juin 1742.

Nicolas Larchevêque, parent du feu Médecin de ce nom, âgé de trente-deux ans, de la Paroiſſe de Saint Aignan, ſe donna un coup de ſerpe ſur la rotule, & un peu ſur le tendon des extenſeurs, du côté gauche. Cet accident lui arriva le 2 Mai 1754, il vint à notre Hôpital le 3. Il n'y avoit aucune partie muſculeuſe d'intéreſſée dans cette bleſſure; néanmoins elle fut ſuivie de grandes douleurs. Trois jours ſe paſſérent ſans accidens notables; mais, après ce terme, toute cette extrêmité enfla, & il ſe forma des abſcès tout autour de la rotule: d'abord ſous la peau, dans toute l'étendue des muſcles de la cuiſſe, & enſuite ſous les muſcles *vaſtes*; Après quoi la ſuppuration s'empara de la jambe; enſorte que l'extrêmité entiere ne fut qu'abſcès. On en ouvrit les principaux,

ART. IV. Tendons, Ligamens.

à mesure qu'ils s'offrirent ; mais la suppuration devint si étendue & si générale, qu'elle fut au-dessus des ressources de l'art & que le sujet mourut.

Vers la fin de Novembre 1753, le Sieur Val, Tonnelier, de la Paroisse de Saint Maclou, est entré à notre Hôtel-Dieu, pour une loupe de la grosseur du poing placée sur la rotule ; j'en fis l'extirpation. Pour cela, après avoir fait une incision circulaire aux tégumens, je disséquai l'adhérence de cette loupe à la rotule ; & comme cette adhérence étoit très-intime, & que je ne voulois pas ouvrir le sac de la loupe, la dissection se fit sur les aponévroses qui revêtent la rotule, & fut assez longue. Surpris de ce que le malade ne jettoit pas un cri, ne disoit pas un mot, pendant cette dissection, je lui demandai s'il ne sentoit rien de ce que je faisois : *Si je le sens*, s'écria-t-il ! *Je le sens si vivement, que je suis prêt à m'en trouver mal ; mais je ne dis mot, parce que les cris ne guérissent de rien, & que j'ai pris ma résolution de souffrir.* Je le questionnai après l'opération, sur les différences entre la douleur ressentie à l'incision des tégumens & la douleur produite par la diſſection faite ſur les aponévroſes ; il me dit que l'inciſion de la peau lui avoit été plus ſenſible ; c'étoit néanmoins dans le tems que j'en étois aux périoſtes & aux aponévroſes qu'il me cria que la douleur étoit au point de ſe trouver mal.

Jacques Carpentier âgé de trente-trois ans, de Beaumeſnil près de Vire, Evêché de Coutance, travaillant à Paris, au pavé, fut pris au genouil gauche, au mois d'Octobre 1752, de ce que ces bonnes gens apellent une fraîcheur. Cette partie s'enfla & abſcéda, enſorte qu'elle fut ouverte en Janvier 1753. On la panſa depuis avec différens remedes qui n'eurent aucun ſuccès.

Il vint à notre Hôpital le 20 Mars 1754, il n'y avoit qu'un ſuintement par un petit trou fiſtuleux. Toute l'articulation paroiſſoit baigner dans la matiere, il y avoit quelques endroits des environs qui étoient engorgés. Toute l'extrêmité étoit très-enflée. On y apliqua le cataplaſme maturatif; on laiſſa repoſer le malade ; on le prépara par quelques purgatifs, parce qu'il étoit ſi délabré, que je n'oſai le ſaigner, & je lui fis l'opération le jour de la Quaſimodo 21 Avril.

ART. IV. Ligamens.

Je trouvai la surface externe de la ro tule cariée. Un abscès entre la rotule & l'articulation dans la capsule articulaire point d'altération à cette articulation ; de fongosités à la surface de cette capsule sur-tout vers le tibia.

Je passai une large bandelette dans trajet de cet abscès, & la fis sortir par partie latérale externe du bas de la cuiss Dans toute cette opération, le malade se toit de très-grandes douleurs, lorsque j' gissois sur les aponévroses, sur les lig mens, &c.

Je pansai avec la charpie seche.

A la levée de l'apareil.... J'apliquai s la carie & sur les fongosités le caute actuel, dont le malade ressentit viveme l'effet, & par conséquent nous donna u nouvelle preuve de la sensibilité du p rioste, des ligamens & des aponévroses

Marie Niantel âgée de trente-huit an de la Paroisse de Saint Maclou de Rouen vint le 14 Décembre 1755, à notre H pital, avec une tumeur considérable genouil où il y avoit une fluctuation m nifeste. Le 15 j'en fis l'ouverture, la m tiere étoit sous les aponévroses, l'incisi de trois travers de doigts, y fut très-do ſoureuſe. Les jours ſuivans la malade ſe plaignit de très-vives douleurs dans cette articulation, elles ne cesserent que quand la ſupuration fut bien établie & abondante.

Le 29 Septembre 1760, Jean-Pierre Grenet, Marchand au petit Andely, à ſept lieues de Rouen, homme âgé de cinquante-huit ans, en dépouillant une anguille de ſa peau, ſe coupa l'articulation de la deuxieme & troiſieme phalange du pouce de la main gauche intérieurement. Il fit ſi peu de cas de cette coupure qu'il n'y mit d'abord que de la poudre de tabac, & continua de s'occuper de ſes vendanges. La plaie, loin de guérir, lui fit des douleurs plus vives. Le 9 Octobre la main enfla, les douleurs devinrent vives, accompagnées de foibleſſes, de maux de cœur; les ſaignées & les autres remedes extérieurs & intérieurs, furent employés. Malgré ces ſecours, les douleurs & l'enflure augmenterent; la gangréne ſe mit à la main, & le 16 d'Octobre, dix-huitieme jour de la bleſſure que j'arrivai aux Andelys, je trouvai les deux derniers doigts ſphacelés, des plaques gangréneuſes, & des phlictaines par-tout l'avant-bras, le

ART. IV. Ligamens.

bras enflé jusqu'à l'aisselle ; le poignet comme étranglé par le gonflement le plus grand & le plus douloureux. Je débride toutes ces parties, j'y aplique les topiques les plus puissans contre la gangréne, je n'oublie pas les remedes intérieurs, qui tendent au même but. Je parviens à calmer les accidens, à établir en cinq ou six jours la supuration, à la rendre complete & abondante au bout de douze jours, à réprimer un flux de ventre habituel, qui gâtoit souvent toute notre besongne ; mais à cet accident fréquent, la chûte des escarres nombreux & profonds, ajouta des hémorragies qui furent portées jusqu'à deux livres de sang, faute de Chirurgiens presens pour les arrêter, & le malade succomba enfin sous tant d'accidens consécutifs, qui tous dérivoient de la plus simple coupure à une articulation de l'homme le plus sain & le plus robuste.

Dans toutes ces observations, je ne vois que la lézion des ligamens & des tendons ; & il s'y trouve de la douleur & des accidens affreux, mortels, que les plus vives douleurs à la peau n'ont jamais produits.

Les misérables goutteux ne sont-ils pas encore autant de voix, qui déposent en faveur de la ſenſibilité des articulations, des membranes & des ligamens ? Leur ſynovie dégénérée en nodus plâtreux n'eſt-elle pas une démonſtration que c'eſt dans l'intérieur de l'articulation même que cette douloureuſe maladie a ſon ſiege, & non aux tégumens ?

ART. IV. Ligamens.

J'ai fait pluſieurs fois l'opération du Bubonocele par le débridement de l'anneau exécuté par deſſus le ſac herniere ; & dans toutes ces opérations je coupois l'aponévroſe du muſcle oblique externe, & je voyois diſtinctement que les plans de ce muſcle, ſous leſquels je paſſois ma ſonde crenelée, étoient purement aponévrotiques. Or je me ſouviens très-bien que chacun de ces débridemens excitoit les cris du malade, & qu'il n'étoit pas poſſible de douter qu'il ne ſouffrit conſidérablement par cette inciſion.

Qui eſt-ce qui ignore les accidens terribles attachés aux bleſſures de ce qu'on apelle le contre-nerveux du diaphragme, qui n'eſt qu'un tendon ou une aponévroſe muſculaire ? J'ai vu en Janvier 1755 une petite plaque gangréneuſe en cette partie occaſionner les douleurs les plus vives dans les deux ſeins & dans le dos, & cau-

ART. IV. Ligamens.

ser la mort en moins de vingt-quatre heures (*a*).

M. Delius, Professeur de Médecine dans l'Université d'Erlang, & des Académies des Curieux de la Nature, de celle de Montpellier & de Rouen, &c. me mande dans une lettre du 10 Décembre 1754, qu'il vient de voir un ulcere sur le *fascia lata*, où l'on ressentoit les douleurs les plus vives.

Moi-même, en opérant à nôtre Hôtel-Dieu le 9 Avril 1754 sur le sieur le Coq âgé de quarante ans, de la Paroisse de Boulleville près le Pont-Audemer, lequel étoit affligé d'un ancien abscès fistuleux dans toute l'étendue du *fascia lata*, après avoir enlevé les tégumens ou la parois externe de la fistule, j'apliquai le cautere actuel sur une grande étendue du fond calleux & fongueux de cet ulcere, qui avoit pour baze le *fascia lata* & la région du grand Trochanter; & j'eus des marques certaines que le malade ressentoit beaucoup de douleur de cette aplication du feu, non-seulement dans le moment même, mais

(*a*) Madame la Présidente de Louraille.

jusques six heures après l'opération.

Art. IV. Ligamens.

Voici en même-tems des observations où la sensibilité de ces parties a paru équivoque ou nulle.

Jean Guillemot de Cricbœuf sur Seine, âgé de trente-quatre ans, charpentier de bateaux, eut un panaris au milieu du doigt de la main; il avoit été pansé par un Chirurgien du Pont-de-l'Arche. Il me vint trouver le 19 Juin 1754, avec un petit reste de plaie longitudinale, au fond de laquelle il soupçonnoit un os, parce qu'il y portoit un petit morceau de bois, sans le sentir. Je le sondai, il ne le sentit point, & je ne sentis point non plus de parties osseuses. Ma sonde touchoit ou le périoste, ou le tendon, ou sa gaîne, ou une couche de chairs régénérés dessus ces parties. Le blessé ployoit le doigt, ainsi il avoit encore ses tendons fléchisseurs, & par conséquent ce n'étoit pas le périoste que je touchois.

Voilà donc une observation, où les tendons, leurs aponévroses où les bourgeons charnus qu'ils produisent n'ont point de sensibilité; mais est-elle conséquente pour les tendons sains? J'ai touché avec la sonde la peau reproduite au bord de cette plaie, Guillemot l'a très-bien senti; j'ai touché les chairs assez blafardes qui suivoient cette cicatrice intérieurement, il n'a plus senti la sonde, quoiqu'elle fit saigner ces chairs. Cette insensibilité peut donc regarder ou une cicatrice très-dure, très-solide, qui ordinairement n'est guere plus sensible que les ongles, ou des couches de chairs baveuses, mollasses, qui remplissoit ce fond d'ulcere, deux extrêmes qui produisent également l'insensibilité.

Le 20 Octobre 1755 le nommé ...... ayant quelques tendons du métatarse découverts par une chûte d'escarres, je les lui touchai avec la pointe d'une épingle. Il se plaignit de douleurs en deux endroits & ne sentit rien à un troisieme endroit du même tendon. Le Garçon Chirurgien qui le pansoit, prétendit que l'endroit sensible étoit découvert depuis deux ou trois jours, & que les insensibles étoient encore couverts d'une lame d'escarre dont l'autre s'étoit dépouillé.

Le 23 Octobre ces tendons avoient des bourgeons charnus; j'en traversai un petit de part en part fort aisément; il étoit mou; il donna du sang & le malade n'en sentit rien. J'en touchai un plus gros qui saigna aussi. Celui-là causa de la douleur. Le même

toucher

toucher à un autre endroit ne fit aucune ſenſation.

Le malade, eſpece de Philoſophe à ſa maniere, m'aſſura qu'il ſentoit un engourdiſſement dans toute cette partie, & il ſe mêla de vouloir expliquer lui-même par-là l'inſenſibilité de quelques-uns des endroits touchés.

Le 24 & le 25 Octobre je touchai au même malade les mêmes tendons qui avoient déjà une couche aſſez abondante de bourgeons charnus; je les touchai, dis-je, avec de l'eſprit-de-vin porté par le bout du duvet d'une plume fine de poule; le gros tendon reſſentit de la douleur, le petit n'en éprouva aucune comme dans les expériences précédentes. Je touchai alors les bords de la peau voiſine de la plaie, ils ne ſentirent rien, non plus que le petit tendon, ce qui rendit fort vraiſemblable l'engourdiſſement allégué par le malade même; mais entre les deux panſemens ce bleſſé nous dit qu'il avoit beaucoup reſſenti l'action de l'eſprit-de-vin qui l'avoit brûlé. Je n'avois cependant fait que toucher uniquement les tendons, & le duvet étoit aſſez petit pour ne prendre qu'environ un quart de goutte de la liqueur dont il étoit imbu.

ART. IV. Tendons, Ligamens.

Quoique je fisse infiniment plus de cas des observations précédentes faites sur des créatures raisonnables, que de toutes celles qu'on a pratiquées sur les animaux, je n'ai pourtant pas voulu négliger celles-ci, qu'on disoit si affirmatives en faveur du nouveau systême de l'insensibilité. J'en ai faites plusieurs moi-même, j'en ai fait faire un grand nombre par quatre de mes Eleves choisis, à la tête desquels étoit M. Léchevin.

Le 6 Juin 1755 à onze heures du matin nous découvrîmes le gros tendon du jaret d'un chien. On le piqua avec une lancette près de l'os où il s'inséroit, le chien ne donna aucun signe de douleur; il donna des marques de sensibilité, lorsqu'on piqua le même tendon du côté du muscle.

Cette expérience a été répétée le même jour sur un second chien avec un succès tout pareil.

Le 12 Juin on fit la même expérience sur l'autre jambe du chien de la premiere expérience, il ne fit aucun mouvement pendant l'incision des tégumens, & lorsqu'on lui piqua le tendon, il fit, à chaque piquure, des efforts pour s'échaper & retirer sa patte.

Le même jour le chien de la seconde expérience fut employé aux mêmes épreuves. En lui ouvrant les tégumens, il fit des efforts considérables ; lorsqu'on les lui dilata plus amplement, il demeura tranquille ; il resta de même quand on lui piqua le tendon, il fit seulement un peu de mouvement quand on lui piqua vers le muscle.

ART. IV. Tendons, Ligamens.

Le 18 Juin on prit un autre chien, sur qui on fit les mêmes expériences sur les tendons. Il fit beaucoup d'efforts à l'ouverture des tégumens ; il fit aussi un mouvement à la premiere piquure qu'on fit au tendon ; on lui en fit ensuite plusieurs qu'il ne parut pas sentir ; mais lui ayant piqué aussi plusieurs fois les tégumens coupés, il ne donna non plus aucun signe de douleur. Voilà donc, dans ces deux expériences, les tendons au niveau des tégumens qui sont avoués bien sensibles par les deux parties.

Le 21 Juin on répéta sur le chien de la premiere expérience l'épreuve de la sensibilité du tendon, après l'avoir découvert exactement. On le serra avec des pinces à dissection ; l'animal fit des cris très-aigus. On réïtéra plusieurs fois cette expérience

ART. IV. Tendons, Ligamens.

à chaque fois de nouveaux cris se faisoient entendre ; on le piqua ensuite transversalement avec la pointe d'un scalpel ; mêmes signes de douleur. On lui rendit la liberté. On recommença quelques momens après les pincemens & les piquures, qui furent toujours suivis de signes de sensibilité.

Le 2 Juillet on découvrit à un chien les deux tendons d'Achille l'un après l'autre. On fit à tous les deux des piquures avec la lancette, auxquelles il parut sensible, mais sur-tout à celles qui se faisoient près du muscle. On coupa ensuite transversalement une partie des fibres de ces deux tendons, il donna encore des signes de douleurs, cependant il marcha assez librement après.

Le 5 Juillet, après avoir découvert le tendon d'Achille à un chien, qui ne fit presque aucun mouvement pendant l'incision des tégumens, on lui serra ce tendon avec les pinces à dissection, & on le piqua à différentes fois avec la lancette. L'animal, pendant tout ce tems, donna des marques de sensibilité, tant par ses cris que par ses mouvemens ; on coupa le tendon en travers, pour examiner si & comment il se remueroit, la section du tendon fut aussi marquée par des cris douloureux de l'animal.

ART. IV. Tendons, Ligamens.

Le 16 Juillet nous avons répété les expériences de la sensibilité du tendon sur deux chiens. Le premier parut sensible à quelques piquures qu'on lui fit au tendon d'Achille ; on lui en fit plusieurs autres qu'il ne parut pas sentir ; il parut plus sensible aux pincemens, & c'est ce que nous avons remarqué dans plusieurs.

Le second chien, sur lequel on avoit déjà fait cette expérience, & qui avoit paru très-sensible, ne montre cette fois-ci que peu de sensibilité à quelques piquures, & point du tout à plusieurs autres qui lui furent faites à la jambe, qui n'avoit pas encore souffert d'opération. Comme il s'étoit montré très-sensible la premiere fois, nous lui découvrîmes de nouveau le même tendon, nous lui fîmes un nombre de piquures & nous ne nous aperçûmes pas qu'aucune lui fit la moindre douleur ; cependant on ne le tenoit pas, & il répondoit, pendant ce tems-là, aux caresses qu'on lui faisoit ; ainsi le même tendon, dans le même chien, a paru une fois fort sensible, & une autre fois, il ne le parut point du tout. Au reste ce tendon étoit devenu plus gros, & sem-

ART. IV. Tendons, Ligamens.

bloit avoir perdu la régularité de ses fibres ; comme s'il s'étoit fait des calus depuis les premieres piquures. Ajoutons à ces calus un gonflement qui paroissoit tenir de l'œdeme & contribuer encore à cette insensibilité.

Le 27 Août on mit un vieux chien en expérience, il fut insensible & aux piquures des tendons & à celles des tégumens.

Un autre plus jeune montra une grande sensibilité à l'incision des tégumens, au déchirement de la gaîne du tendon, aucune aux piquures du tendon en quelque endroit qu'on le fit.

Quand nous ferions des volumes de la collection de semblables expériences, nous n'aprendrions rien de plus à nos Lecteurs, & nous les ennuyerions beaucoup.

Une observation, qui a été constante dans toutes mes expériences, sur les tendons des chiens, soit qu'ils aient paru sensibles ou insensibles, c'est qu'elles n'ont été suivies d'aucun des accidens qu'on a observés après la piquure des tendons de l'homme. Cette différence vient-elle de celle des especes ou de cette même raison qui fait qu'on *erate* un chien, & qu'on ne sçauroit *érater* un homme ; qu'on fait, en un mot, impunément sur les animaux des opérations terribles qui tueroient un homme ? Je ne ferois pas étonné que cette belle supériorité de raison, de génie, que nous avons sur eux ne fut encore la source de ce nouveau malheur.

Ceux qui sont assez heureux pour ne trouver jamais de tendons sensibles, vont même jusqu'à assurer, *à priori*, qu'ils ne peuvent jamais l'être, parce qu'ils sont absolument dépourvus de nerfs; & la preuve qu'ils en donnent, c'est qu'ils n'y en ont pas vu.

Personne n'ignore que le tendon n'est que le muscle même resserré dans un plus petit espace; or ce muscle est plein de nerfs: Donc, &c. Mais nous ne les avons pas vu dans le tendon; le bel argument! Vous ne les y avez pas vu, mais d'autres les y ont vus. Les injections de Ruisch ont découvert, dans les tendons, jusqu'à des vaisseaux sanguins, comment n'admettroient-ils pas des nerfs. Mais on les y a vu ces nerfs mêmes. M. Grima les y a suivi & démontré à d'habiles Professeurs de l'Italie. Voyez sa Dissertation sur la sensibilité des tendons, pag. 12.... Vous ne les y avez pas vu; mais MM. Laghy, Burghius, Galeace, Bacchetone, Canuti,

ART. IV. Tendons, Ligamens.

Babiena, Ballanti, &c. les y ont vu. Voyez la Dissertation de M. Laghi. Vous ne les avez pas vu ; mais quand ni vous, ni aucun des Anatomistes ne les y auroit suivis ; 1°. il est sûr, par l'argument précédent, qu'ils y sont, puisque tout le muscle est dans son tendon. 2°. Les yeux les plus perçans, le microscope même peuvent-ils suivre les nerfs dans leurs subdivisions extrêmes ? Est-on en droit de nier tout ce qu'on ne voit pas ? Il y a des tendons sensibles, donc ils ont des nerfs, voilà qui est plus sûr que tout ce que vous n'avez pas vu.

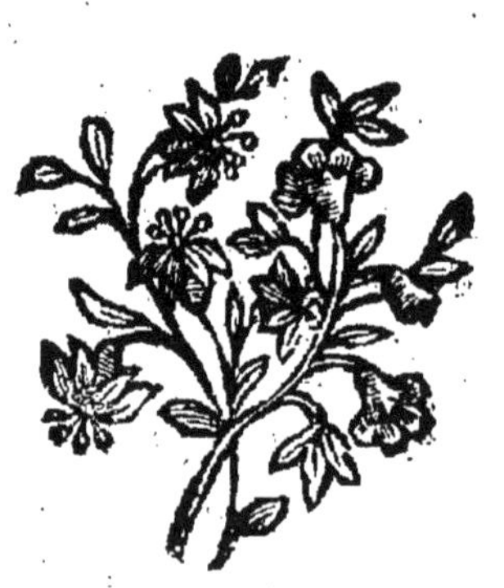

ARTICLE CINQUIEME.

INSENSIBILITÉ ACCIDENTELLE des parties précédentes.

INSENSIBILITÉ NATURELLE & permanente du cerveau.

EN raportant ici quelques-unes des obſervations, qui prouvent la ſenſibilité des parties auxquelles M. Haller la conteſte, je n'ai pas diſſimulé que je les ai auſſi trouvé pluſieurs fois inſenſibles, tant dans la pratique, que dans des expériences faites d'après les ſiennes.

Mais dès que ces expériences ſont contredites par d'autres, où la ſenſibilité eſt évidente, les premieres deviennent des témoins négatifs, qui n'ont nulle autorité, & qui ne laiſſent aux Phyſiologiſtes d'autres embarras que celui d'expliquer ces cas où des parties naturellement ſenſibles, perdent cette propriété.

Selon la bonne & ſaine Phyſiologie, toutes nos parties tirent leur origine, leur accroiſſement, leur nourriture, leur vie

ART. V. Insensibilité accidentelle.

enfin, des nerfs. Comment donc, avec une telle origine, & une telle dépendance, une partie peut-elle devenir insensible ? Cette métamorphose ne peut arriver que de l'une de ces manieres, ou parce que le solide ne contient plus le suc nerveux, dont jouit son origine, ou parce que celui-ci y est, pour ainsi dire, engourdi, condensé, sans action ; ou enfin nous le jugeons insensible, parce que *sa sensation devient équivoque*, ou ne répond pas à ce que nous apellons douleur dans la peau, dans les muscles, &c.

§. I.

Un Solide ne contient pas de suc nerveux.

1°. Parce que son tissu est si serré qu'il ne peut l'admettre. Tels sont les ongles, les cheveux, la plupart des os, &c.

Je ne doute pas que ceci ne soit le cas de la plupart des tendons piqués & coupés sans douleur. J'ai remarqué, à cet égard, que ceux-là avoient principalement cette insensibilité loin du muscle ; & j'en ai remarqué d'autres qui, insensibles aux piquures & aux incisions, ne l'étoient point à la pression vive des pinces à disséquer.

Art. V. Insensibilité accidentelle.

Ce qui prouve en eux un ſentiment obtus qu'on ne peut attribuer qu'à leur tiſſure trop ſerrée, trop aprochante de celle de l'ongle & des cheveux.

Il faut en dire autant de certaines dure-meres trouvées auſſi inſenſibles & comme tendantes à l'oſſification.

2°. Un ſecond cas, où le ſolide ne contient pas de ſuc nerveux, c'eſt lorſqu'il ſubit une transformation, par laquelle il laiſſe échaper celui que contenoit ſon origine. Par exemple, une filiere nerveuſe, ſimple, unique, très-ſenſible, parce qu'elle contient du ſuc nerveux, s'ouvre, s'épanouit en une toile d'une fineſſe extrême & d'une grande étendue, qui a laiſſé échaper ou ne contient plus de fluide nerveux, dès-lors cette toile, que nous appellons tiſſu cellulaire, manque du ſentiment dont étoit doué ſon filet originaire. On peut voir cette formation du tiſſu cellulaire dans celui de la joue, par les filets de la portion dure, & dans celui de la poitrine par ceux de l'intercoſtal, de la huitieme paire, &c. Maintenant ſi une région du périoſte, du péricrâne, de la pleuvre, du péritoine, ne ſe trouve formée que par l'aſſemblage de pluſieurs de ces feuillets cellulaires ta-

ART. V. Insensibilité accidentelle.

pés les uns contre les autres, comme je l'enseigne dans ma Physiologie, & destitués de nerfs, comme il est possible qu'il s'en trouve, sans doute que de pareilles membranes seront insensibles; elles auront au contraire beaucoup de sensibilité, si l'expansion formatrice ne détruit pas la filiere nerveuse, ou si elle est faite de plusieurs filieres adossées les unes contre les autres; ou enfin, si les expansions même, que je supose plus fines que les toiles d'araignées, sont révivifiés par des nerfs, ce qui est le plus ordinaire. Je ne puis qu'effleurer ici les détails de ces principes. Mais les Sçavans, pour qui j'écris, supléront aisément à mon laconisme.

§. II.

Le suc nerveux contenu dans un solide, peut y être sans action.

1°. Par le défaut de chaleur naturelle nécessaire à cette action. Tous les jours nos doigts pleins de vie deviennent insensibles, parce que le froid y aura engourdi les principes du sentiment & du mouvement. La contusion, suite d'un coup, la

ART. V. Insensibilité accidentelle.

perte de substance & de sang, que cause une blessure, la seule division qu'elle produit dans les canaux du sang & du fluide nerveux, causent le même engourdissement. J'ai vu des sujets, après des coups de sabre qui leur coupoient une partie des tendons du poignet, ne pas sentir, non-seulement les bouts de ces tendons que je leur pinçois, mais encore la peau de la main que je leur touchois. (*a*)

Par la même raison, un jeune animal, dont la dure-mere sera d'ailleurs très-saine & naturellement très-sensible, vient d'être trépané. Cette opération a produit un engourdissement, une stupeur dans cette membrane, qui ôte toute action au fluide principe de la sensibilité. On a vu dans nos Observations, (Art. I.) que Mabire, qui avoit eu une sensibilité si distincte en cette membrane, avant l'extraction des pieces fracturées de son crâne, n'avoit plus cette sensation après cette pénible opération.

2°. Un autre état du suc nerveux, qui

(*a*) J'ai fait cette Observation, entr'autres sur M. de la Croix, Négociant à Elbeuf.

ART. V. Insensibilité accidentelle.

lui ôte son action, c'est l'engorgement o le gonflement de la partie, lorsqu'il e tel que les liqueurs amassées compriment les solides, y noyent ou éteignent, pou ainsi dire, ce principe du sentiment; c'e par cette cause que j'ai touché des péri crânes œdémateux, sans aucun signe d douleur, que j'ai trouvé des blessures ave gonflement, dont les nerfs mêmes n'avoien point de sentiment.

§. III.

La Sensation est équivoque.

1°. Parce qu'une plus vive douleu ou une autre douleur que celle que nou excitons sur la partie soumise à l'expérien ce, empêche le sujet d'apercevoir celle ci. Une passion violente peut causer l même distraction.

Une grande blessure, qui cause des dou leurs considérables dans tout un membre, ôte au malade l'attention que nous lui demanderions à l'attouchement d'un péricrâne, d'une dure-mere, d'un tendon, &c.

Dans la plupart des expériences faites

ſur les animaux, ceux-ci ſont ſaiſis de terreur des violences qu'on leur fait ; on les voit ſe laiſſer ouvrir le ventre, qui eſt très-ſenſible, ſans ſciller & faire des contorſions effroyables, lorſque vous leur ratiſſerez une côte, qui n'a pas de ſentiment. J'en ai vu ſe laiſſer faire paiſiblement l'inciſion cruciale, qui ſe pratique ſur des tégumens très-ſenſibles, de l'aveu général, & crier lorſqu'on leur trépanoit le crâne, que tout le monde reconnoît pour inſenſible ; enſuite ils ne faiſoient quelquefois aucuns mouvemens, quand on leur ouvroit ou brûloit la dure-mere, que tant d'expériences faites ſur des ſujets raiſonnables nous ont démontré ſenſible. En un mot, il sembloit quelquefois que les opérations douloureuſes leur impoſoient ſilence, tandis que les opérations indifférentes leur laiſſoient la liberté de s'agiter.

ART. V. Inſenſibilité accidentelle.

2°. Nous cherchons, dans l'attouchement des parties ſenſibles une douleur ſemblable à celle que nous reſſentons à la peau excoriée ; mais nous cherchons ce que nous ne trouverons pas toujours dans la nature. Nous avons vu ci-devant que la douleur naturelle à la dure-mere, & peut-être mê-

ART. V. Insensibilité accidentelle.

§. III.

me à la pie-mere, c'est le mal tête, la migraine; cette sensation se souffre bien plus aisément que celle que produit un irritant sur une houpe nerveuse; sa plus grande violence produit des vomissemens, mais jamais, que je sçache, des convulsions, & ces agitations attachées aux douleurs vives ordinaires. Comment donc veut-on avoir tous ces signes, dans les expériences faites sur la dure-mere des animaux; Un homme raisonnable même, qui ne sentira que mal à la tête, en lui touchant la dure-mere, pourra-t-il vous assurer que vous lui faites de la douleur?

Ce que je viens de dire de la dure-mere, il faut l'apliquer à tous les autres organes. L'estomac, par exemple, a ses coliques & ses pesanteurs qui ne ressemblent en rien aux douleurs des houpes nerveuses de la peau; celles des reins & de la vessie de même; j'en dis autant des poumons. Toutes ces différences aprofondies, par les Sçavans qui se donneront la peine d'y réfléchir, aporteront beaucoup de lumiere dans la solution des difficultés que forment les expériences de M. Haller contre l'opinion vulgaire.

§. IV.

§. I V.

Le Cerveau est insensible.

ART. V. Cas d'insensibilité accidentelle.

Tous les Physiciens connoissent l'expérience, par laquelle M. Mariotte a démontré que la portion moëlleuse du nerf optique n'a point de sentiment; c'est-à-dire, ne reçoit pas l'impression de la lumiere, & laisse par-là une espece de trou ou un cercle d'obscurité dans l'image totale, qui s'imprime dans l'œil. Voyez mon Traité des Sens, pages 386, 390.

Il m'est arrivé plusieurs fois d'emporter des portions assez considérables du cerveau dans des plaies de tête, & les malades n'en ont porté aucunes plaintes. Bien des Chirurgiens ont fait la même opération, & tous ceux que j'ai consultés, m'ont assuré s'être convaincus de l'insensibilité des sujets à cette opération.

Bonnet, dans son *Sepulcretum*, *premier volume*, page 26, nous raporte qu'on a passé un stilet au travers du cerveau d'un sujet qui y avoit un abscès, sans qu'il en eut le moindre sentiment.

M. Rozzi, Professeur de Mathématiques à Florence, & Partisan de M. Hal-

ART. V. Cas d'insensibilité accidentelle.

§. IV. Insensibilité naturelle du cerveau.

ler, ne peut s'empêcher d'avouer, qu'il a enfoncé son scalpel dans la substance du cerveau d'un chien, sans lui causer de douleur, si ce n'est lorsque le fer fut parvenu à la membrane inférieure ; c'est-à-dire, à la dure-mere qui tapisse la base du crâne. *Voyez l'Ouvrage de M. Laghy.*

Le 21 Juin 1755, un des Eleves que j'ai employés à nos expériences, fit celle-ci sur le cerveau d'un chien ; il plongea le stilet fort avant dans sa substance par-devant, par-derriere & sur les côtés. L'animal, qui avoit fait des cris & des mouvemens aux ouvertures de la dure-mere, de la pie-mere, resta immobile pendant tout le tems de cette fouille dans son cerveau.

Il y a dans les Mémoires de l'Académie de Chirurgie, quatre ou cinq Observations, où l'on voit que des balles de fusil sont restées des années entieres dans le cerveau, sans y causer de douleur. On a trouvé aussi dans ce viscere un morceau de stilet porté cinq ans ; un bout de fléche, une esquille de crâne, un morceau de l'os frontal resté plusieurs mois ; la moitié d'un couteau conservé pendant huit ans ; un bout d'épée porté toute la vie dans le cerveau sans aucune incommodité. Tome I. p. 316, &c.

ART. V. Cas d'insensibilité accidentelle.

§. IV. Insensibilité naturelle du cerveau.

Il semble même qu'il ne soit pas besoin d'expériences pour se convaincre de l'insensibilité de la moëlle du cerveau. La nature seule de toutes les sensations qui consistent dans des ébranlemens, dans des vibrations ; la structure de leurs organes qui, en tous, a une solidité propre à produire ces vibrations, nous paroissent exclure la moëlle du cerveau de la classe des parties sensibles.

On ne s'avisera point, sans doute, d'accorder de la sensibilité à nos liqueurs ; or il est très-vraisemblable que la substance médullaire est le magasin du suc nerveux, & que par conséquent elle est la liqueur particuliere au cerveau. La réalité de cette conjecture est démontrée par l'analogie ; dans la baleine, comme il est dit ci-devant, le cerveau, le cervelet & la moëlle allongée sont vraiment une liqueur transparente, (*a*) dont l'épaississement artificiel fait ce qu'on apelle le blanc de baleine. Dans la seche, l'intérieur des nerfs qui sont très-visiblement creux, est rempli d'une li-

(*a*) Histoire naturelle de Groenland, par Anderson, tom. 2. pag. 120, 124.

ART. V. Cas d'insensibilité accidentelle.

queur transparente aussi ; mais saline & mucilagineuse, fort aprochante de l'eau des huîtres. Or je ne pense pas que les plus zèlés Partisans de l'opinion de M. Haller puissent soutenir qu'un instrument plongé dans ces liqueurs transparentes y excitera de la douleur ; mais si le cerveau de la baleine est insensible, pourquoi le nôtre ne le sera-t-il point ? Sa substance chez nous est une sorte de farine ou de pâte analogue à celle des semences ; cette farine délayée par une lymphe subtile, forme ce qu'on apelle le suc nerveux, & fait partie du suc nourricier. Un tel suc ne peut avoir de sentiment, cette propriété est réservée aux esprits subordonnés à l'ame & combinés avec le méchanisme d'un organe solide & élastique.

§. IV. Insensibilité naturelle du cerveau.

La structure des filieres excrétoires, qu'on observe à la substance médullaire, ne lui est point propre, elle la reçoit des vaisseaux qui la contiennent ; & ces filieres sont ou des prolongemens des extrêmités artérielles mêmes, qui portent les esprits & la lymphe dans la substance corticale, & delà dans la médullaire, ou bien ces filieres sont des productions de la pie-mere, qui accompagnent ces vaiſſeaux, car il n'y a point de ſécrétions ſans vaiſſeaux ſecrétoires & excrétoires. Les derniers paroiſſent dans tous les organes, la continuation des premiers ; & l'on ſe garde bien de confondre le vaiſſeau excrétoire avec la liqueur qu'il porte. On ne doit donc pas non plus confondre la moëlle du cerveau, la pulpe de l'intérieur des nerfs, les matériaux du ſuc nerveux, avec les filieres qui les charient.

ART. V. Cas d'inſenſibilité accidentelle.

Insenſibilité naturelle du cerveau.

Cette Théorie explique & l'inſenſibilité naturelle du cerveau, & les cas où les plaies faites à cette ſubſtance moëlleuſe ont paru exciter des douleurs & autres accidens.

1°. Généralement parlant, les enveloppes ou filieres que la pie-mere ou les vaiſſeaux prêtent aux filets de la moëlle du cerveau qui eſt, par elle-même, inſenſible, ſont trop déliés, trop embarraſſés dans cette ſubſtance caſéeuſe, pour être ſuſceptibles des ébranlemens propres à la ſenſation de la douleur; mais ces membranes ne ſont point par-tout ſi déliées, ſi embarraſſées ; un inſtrument qu'on enfonce dans le cerveau peut rencontrer & rencontre en effet ſouvent des parties notables des vaiſſeaux, des replis conſidérables

ART. V. Cas d'insensibilité accidentelle.

Insensibilité naturelle du cerveau.

de la pie-mere, sa toile choroïde, ses plexus, &c. toutes parties sensibles & essentielles mêmes aux sensations en général, 2°. Les symptômes les plus ordinaires, qu'on a regardés, dans les expériences comme des signes de douleurs, sont des convulsions; mais cet accident n'est pas annexé à la douleur; une grande saignée donne des syncopes & des convulsions par la simple évacuation du sang & le trouble qu'il jette dans sa distribution. De même le seul épuisement des esprits par la perte de la substance qui les fournit, ou le dérangement de leur distribution que produit une division faite aux filieres ou au torrent de ce fluide, peut aussi donner ces convulsions, sans que la douleur y ait aucune part.

ARTICLE SIXIEME.

Réflexions sur l'Irritabilité Hallérienne.

L'IRRITABILITÉ est une propriété de nos fibres, connue depuis bien long-tems, & traitée par plusieurs Auteurs. Qui est-ce qui n'a point entre les mains l'Ouvrage du célebre Glisson, *Dè ventriculo & intestinis*, dont le Chap. VI. a pour titre, *Dè irritabilitate fibrarum*, p. 168. Le huitieme, *Dè irritabilitate, à phantasiâ & appetitû sensitivô, internô, rectô*. p. 180. Le neuvieme, *Dè pauculis irritabilitatis differentiis*, p. 195. Voilà l'Irritabilité traitée à fond par un Auteur du siecle précédent. Je pourrois citer sur le même sujet Bellini, Baglivi, & il me seroit même aisé de faire remonter l'époque de l'irritabilité jusqu'à Hypocrates; mais il faut avouer que M. Haller a donné, depuis quelques années, des idées nouvelles de cette propriété des fibres vivantes; ce sont ces idées seulement qui m'ont fait désigner, par le nom de ce Docteur, l'irritabilité, dont je vais parler, & ce sont ces nouveautés que je vais examiner; car pour l'ir-

Glisson a traité ce sujet à fond.

ART. VI. L'irritabilité, propriété ancienne.

ritabilité ancienne, la véritable irritabilité, celle de la nature, sa réalité est très-constante.

Ce que c'est que l'irritabilité.

Pourquoi quand on me pique la main, ou qu'on me la touche avec un charbon ardent, la retirai-je précipitamment & comme machinalement ? C'est parce que je sens les impressions douloureuses de la piquure ou de la brûlure, & que mon ame, en ce cas, n'attend pas les réflexions pour faire agir promptement la puissance motrice destinée à soustraire la partie à ces corps nuisibles.

L'irritabilité est une preuve de sentiment.

Pourquoi lorsque j'aplique ces mêmes objets brûlants ou piquants sur les cornes d'un limaçon, ou sur la queue d'un ver, ces animaux retirent-ils vers eux ces parties ? C'est aussi, sans doute, parce qu'ils en sentent les impressions ; car on ne donne plus aujourd'hui dans l'extravagance de les croire de pures machines.

Quand j'aplique ces mêmes aiguillons sur le cœur d'un animal vivant, il n'y a point de difficulté, & les conséquences sont les mêmes ; le cœur piqué se contracte, parce qu'il sent, comme ma main, comme le limaçon, comme le ver, les impressions de ces objets ; mais s'il est séparé du corps de l'animal, & que ma piquure le faſſe encore contracter, oſera-t-on dire que ce n'eſt plus en conſéquence de ſa ſenſibilité qu'il ſe retire, mais par un principe nouveau qu'on apellera *irritabilité?* Quelle chûte de raiſonnemens? Le même effet peut-il être produit dans deux inſtans qui ſe touchent par deux cauſes différentes? Et quelle différence entre ces cauſes! L'une eſt ſenſible, évidente; l'autre eſt inconcevable, répugnante à la raiſon, contradictoire à l'expreſſion même qui la repreſente.

ART. VI. Sur l'irritabilité hallérienne.

L'irritabilité eſt une preuve de ſentiment.

J'ai trouvé des Phyſiciens qui s'efforçoient de colorer ce paradoxe de quelques explications ſpécieuſes.

Comme une roue que je fais mouvoir avec la main, diſoient-ils, continue de tourner, lors même que je ceſſe d'y toucher; de même les fibres vivantes, qui ſe contractent ſous l'aiguillon par ſentiment, continuent de ſe contracter après la mort & ſans ſentiment.

J'accepte la comparaiſon, & je fais voir l'inconſéquence de la concluſion. Ma main, qui pouſſe une roue, eſt la cauſe qui excite en elle le mouvement qui la fait tourner, comme la vie d'un animal eſt ce qui donne à ſes fibres la ſenſation qui les fait con-

ART. VI. Sur l'irritabilité hallérienne.

L'irritabilité est une suite du sentiment.

tracter sous une piquure. Lorsque ma main cesse de toucher à la roue, elle continue de tourner, parce que le mouvement que j'ai excité en elle, y subsiste encore un certain tems. De même, les fibres d'un animal mort, qui se contractent encore sous une piquure, nous prouvent que la sensation à cette piquure y subsiste un certain tems, après que la vie, qui lui a fourni cette sensation, à cessé d'exister dans l'animal.

Pourquoi, replique le Partisan de M. Haller, cette contraction ne se feroit-elle pas, sans l'intervention d'aucune sensation, & par un pur effet méchanique de la piquure, comme la contraction des feuilles de la plante nommée sensitive se produit par une méchanique, que le seul attouchement met en jeu.

J'ai deux réponses à faire à cette instance.

Premierement, il n'est démontré nulle part que la seule méchanique produise la contraction de la *sensitive*. Peut-être même que le peu de solidité des explications, qu'on a voulu donner jusqu'ici de cette méchanique suffiroit pour nous faire soupçonner que la sensitive pourroit bien devenir quelque jour un Zoophite, ou au moins un demi

Zoophite. Le Polype d'eau douce, l'Animal-fleur, &c. doivent nous inspirer une grande réserve dans nos décisions sur les limites précises des regnes animal & végétal.

ART. VI: Sur l'irritabilité hallérienne.

L'irritabilité sans sentiment est une absurdité.

Secondement, si l'on prétend que la contraction d'une fibre piquée après la mort se fait méchaniquement & indépendamment du sentiment, pourquoi ne se fera-t-elle pas de même pendant la vie ? Or, comme il est impossible à ces Messieurs de trouver dans les rêveries du systême des animaux automates, des méchanismes qui expliquent comment les fibres d'un animal que l'on pique, se contractent, sans que le sentiment fasse agir la puissance motrice de ces fibres, & que d'ailleurs il est évident par notre propre expérience, par nos propres sensations, que les contractions qui suivent la piquure ont pour cause excitante, la douleur; il s'ensuit que le paradoxe de l'*irritabilité sans sentiment* ne peut être décoré d'aucune explication raisonnable. Aussi ses plus zélés Partisans n'ont-ils recours à aucun des systêmes de méchanique du siecle précédent qu'ils abhorrent; celui-ci leur en fournit de beaucoup plus accrédités & de plus commodes. Ils s'adressent à une de ces propriétés nouvelles ou plutôt renou-

ART. VI. Sur l'irritabilité halléricnne.

vellées des Grecs, propriétés dont on est dispensé de rendre raison; ils s'adressent à une vertu enfin qu'ils n'osent nommer tout haut *vertu occulte*, mais qu'ils caractérisent assez, pour voir qu'elle ne mérite pas d'autre épithete. On déclame contre les systêmes, & on enfante le plus singulier de tous, en suposant qu'une contraction fibreuse, musculaire même, excitée par une piquure, est une propriété attachée à certaines fibres, indépendamment du sentiment, & c'est cette propriété incompréhensible qu'on apelle une *irritabilité*.

L'irritabilité sans sentiment est une absurdité.

Qui dit irritale, dit sensible.

Cependant les mots étant les expressions des idées, celui même d'*irritabilité*, dont on se sert, semble trahir ses Auteurs; car qui dit *irritabilité*, dit faculté d'être irrité, d'être mis en colere. La colere est une passion, un sentiment; ainsi, selon leur propre expression, leur vertu occulte est une sensation ou la suite d'une sensation: c'est une sensibilité à l'aiguillon qui excite la fibre à se contracter, comme tout le monde l'a pensé jusqu'ici, ou leur expression est contradictoire à l'idée qu'ils vouloient y attacher.

Objection des hallériens.

Mais le sentiment, diront-ils, n'apartient qu'à l'ame, il supose sa presence; or l'ame n'eſt plus dans un cœur ſéparé du corps ; néanmoins ce cœur ſe contracte étant piqué : donc cette *irritabilité* eſt indépendante du ſentiment.

ART. VI. Sur l'irritabilité hallérienne.

Je tire de ce fait une conſéquence toute oppoſée, comme on l'a déjà entrevu dans nos réponſes aux objections. Le cœur d'une anguille que je pique, lorſqu'il tient à l'animal vivant, ſe contracte, parce qu'il ſent ma piquure, par la même raiſon que je retire ma main qu'on bleſſe ; je ſépare ce cœur de l'animal, je le pique encore, il ſe contracte de même ; j'en conclus que le principe, qui le faiſoit contracter, lorſqu'il étoit attaché à l'animal, ſubſiſte encore dans ſes fibres un certain tems, après qu'il en eſt ſéparé, & que par conſéquent ce cœur ſent ma piquure, lors même qu'il n'eſt plus uni à ſon corps, j'en conclus enfin que ſon *irritabilité* eſt, comme avant cette ſéparation, une vraie *irritabilité*, c'eſt-à-dire, la ſenſation d'un aiguillon qui excite la puiſſance motrice des fibres du cœur ; & je crois pouvoir le prouver par les propres principes de M. Haller.

Réponſe en rétorquant l'argument.

Ce Sçavant attribue le mouvement naturel du cœur à l'aiguillon du ſang vénal ; ſans doute qu'il entend par aiguillon quel-

Preuves contre Haller tirées de ſes ouvrages.

ART. VI. Sur l'irritabilité hallérienne.

que chose qui se fait sentir ou qui excite une puissance motrice. Un Poëte, un Orateur, comme M. Haller, est incapable de pervertir les idées attachées aux expressions par toutes les Nations. Or si ce grand homme reconnoît que la puissance motrice du cœur, dans son mouvement naturel & perpétuel, a besoin d'un aiguillon & lui obéit, comment pourra-t-il nier sincérement que le mouvement qui suit l'aiguillon d'une lancette, d'une aiguille, beaucoup plus vif que celui du sang vénal, ne vient pas encore de la sensibilité de cet organe; & qu'enfin cette sensibilité subsiste dans cet organe quelque tems après sa séparation du corps de l'animal.

Dans toutes les expériences que M. Haller a faites pour prouver l'insensibilité de certaines parties & la sensibilité de quelques autres, quel a été son signe caractéristique de la sensation de ces dernieres? Le mouvement que l'animal faisoit en conséquence des piquures, des brûlures & autres impressions, dont il affectoit les parties. Par quelle contradiction ce Sçavant veut-il donc aujourd'hui que ces mêmes mouvemens, cette même contraction d'un organe affecté d'une piquure, ne soient plus un signe & une preuve de sa sensibilité.

ART. VI. Sur l'irritabilité hallérienne.

Du cœur de l'anguille séparé de l'animal, si nous passons aux tronçons, dans lesquels j'ai divisé l'anguille même, mes raisonnemens n'en seront pas moins justes. Et si, delà, je jette les yeux sur vingt ou trente morceaux d'un Polype divisé, haché, lesquels non-seulement sentent les piquures & se contractent ; mais encore jouissent de tous les priviléges de l'animalité & de la plus éminente de ses prérogatives, qui est de former son semblable, pourra-t-on leur refuser le principe du mouvement & du sentiment, qui est la base de toutes ces fonctions ?

Il y a une ame partout où il y a du sentiment & de l'irritabilité.

Objection.

Comment, dira le Physiologiste Théologien, d'après S. Augustin, que ce phénomene a aussi fort embarrassé, vous suposés le principe du sentiment, l'ame par conséquent, subsistant dans un cœur séparé du corps, dans un morceau d'intestin aussi séparé, & enfin dans tous les tronçons d'une anguille, dans toutes les hachures d'un Polype ; ensorte que vous suposerez l'ame de ces animaux divisée en autant de parties qu'il vous plaira de les diviser.

ART. VI. Sur l'irritabilité hallérienne.

Réponse.

Oui, sans doute, dans le sens qu'on peut dire une ame divisible, & je ne le supose point; les faits le prouvent incontestablement! Chaque morceau d'anguille est sensible à mes piquures: Donc chacun de ces morceaux a le principe du sentiment. Il y a plus; un poulet, un pigeon, & mieux encore un serpent, une grenouille, auxquels on a ôté la cervelle, & par conséquent l'ame, selon M. Haller, ne laissent pas de jouir, pendant plusieurs heures, de tous leurs mouvemens, de tous leurs sens, & d'avoir de la peur, de la colere, en un mot, toutes leurs passions ordinaires. Coupez la tête entiere à ce serpent, à cette grenouille, les mêmes facultés subsisteront encore plusieurs heures, & dans la tête & dans le corps de l'animal. Voilà donc une division dans ces facultés.

Voodwart, pag. 198.

L'ame est immatérielle, dans la brute même, mais non immortelle.

A Dieu ne plaise que je donne dans le dogme dangereux & inconséquent de l'ame matérielle. Je ne veux pas même que celle des brutes soit de cette nature. Ainsi dès que je reconnois dans les animaux de vraies sensations, je ne puis plus leur refuser une vraie ame, une ame immatérielle

immatérielle, car ſentir & penſer ſont une même choſe (*a*) ; or la matiere eſt incapable de penſer : mais une ſubſtance immatérielle n'occupe aucun lieu ; on ne peut donc point dire que l'ame ſoit en un, deux ou trois endroits ; quoique par ſa puiſſance elle produiſe des actions en un, deux ou trois endroits, elle y eſt donc par ſa puiſſance, elle n'y eſt point phyſi-

ART. VI. Sur l'irritabilité hallérienne.

Elle n'occupe aucun lieu, que par ſa puiſſance........

Elle n'eſt donc diviſible que par ſa puiſſance.

(*a*) Elle eſt donc immortelle, dira quelqu'un. Nullement. Toutes les ſubſtances créées ne ſubſiſtent que par la conſervation ou la création perpétuelle de l'Etre ſuprême ; or cette conſervation doit ceſſer avec la fonction pour laquelle chaque ſubſtance a été créée. La deſtination de l'ame de la Brute a été ſimplement d'animer une machine utile à l'homme, utile au ſyſtême général, ou faiſant partie du méchaniſme général de ce ſyſtême. Ses perfections ont été limitées à ce but. C'eſt pourquoi elle a été créée trop imparfaite pour produire une ſuite de penſées, de réflexions dont il pût réſulter des délibérations : elle a été créée trop aſſervie au principe machinal pour jouir, dans ſes actions, de la liberté & du mérite qui y eſt attaché. Elle n'a donc pas de récompenſe à attendre du Juge Souverain, qui ne perpétue la conſervation de nôtre ſubſtance penſante que pour remplir cette fonction de ſa Juſtice. Il doit donc laiſſer rentrer l'ame de la Brute dans le néant dont il l'a tirée.

Art. VI. Sur l'irritabilité hallérienne.

quement à la maniere des corps, puisqu'elle n'est pas un corps; car si l'action ou la puissance de l'ame exercée en deux ou trois endroits à la fois prouvoit sa divisibilité, il ne seroit pas nécessaire, pour établir cette preuve, de couper un animal en plusieurs morceaux. Dans l'homme même bien vivant & bien entier, si on le pique à la fois aux pieds, aux bras au visage, &c. chacun de ces organes sentira sa piquure & se contractera pour l'éviter. Or les morceaux de l'anguille, du polype, tout séparés qu'on les supose, ne sont pas plus éloignés les uns des autres que ces parties de l'homme que je viens de citer; & chaque région piquée possede de part & d'autre le principe de la sensation & du mouvement qu'on y observe ces deux exemples prouveroient donc également la divisibilité de l'ame, si l'objection étoit solide, c'est-à-dire, si son action exécutée à la fois en plusieurs lieux prouvoit en elle une divisibilité de substance analogue à celle de la matiere; au lieu que ces faits prouvent seulement que cette ame une & simple, dans sa substance, a le pouvoir de remuer, dans divers organes à la fois, un fluide qui lui e ſubordonné, & d'en recevoir en même-tems les avis, les ſenſations auxquelles il eſt deſtiné.

Art. VI. Sur l'irritabilité hallérienne.

Ce que c'eſt que l'ame ſenſitive.

C'eſt ce fluide des nerfs ainſi animé, c'eſt-à-dire, doué de l'influence, ou de l'action de l'être penſant, immatériel, qui eſt ce qu'on apelle & ce que j'ai apellé moi-même ame ſenſitive; or celle-ci, eu égard aux fluides & aux organes qui entrent dans ſa conſtitution, eſt évidemment diviſible; mais pour la ſubſtance immatérielle, la vraie ame, cette multiplicité d'actions diviſe ſimplement ſa puiſſance, de la même maniere que la conception, la mémoire, l'imagination, le jugement diviſent ſes facultés, ſans altérer le moins du monde la ſimplicité de ſa nature.

Dès que l'ame ſenſitive, (inſiſtera l'adverſaire,) ſupoſe pour la vraie ſenſation, la preſence de la ſubſtance penſante, & que vous croyez l'irritabilité une vraie ſenſation, il faut que vous ſupoſiez auſſi, dans nos animaux coupés par morceaux, que cette vraie ame ſubſiſte après la mort; or tout le monde penſe que la mort eſt la ſéparation de l'ame d'avec le corps.

R. La *mort* eſt une expreſſion fort équi-

ART. VI. Sur l'irritabilité hallérienne.

voque ; le tems de la séparation de l'ame d'avec le corps, est très - indéterminé, & mérite ici nos réflexions.

Du tems de la séparation de l'ame d'avec le corps, ou de la vraie mort.

Quelle raison avons-nous de croire que l'ame abandonne le corps, dès que les organes des sens extérieurs & intérieurs cessent de faire leurs fonctions, enfin dès que l'animal est censé mort?

Mille faits prouvent que l'ame est encore dans tous ces organes, & qu'elle y subsiste très-long-tems, pendant cet état de leur inaction totale.

Souvent l'ame est encore dans les organes d'un animal qu'on croit mort.

Il n'est pas rare de voir des foiblesses, des syncopes durer un quart-d'heure, une heure ; les Livres sont pleins d'histoires de léthargie de plusieurs jours, dans lesquels la mort des sujets étoit si décidée, qu'on les a enterrés. M. Bruhier a fait deux volumes de l'Histoire de ces morts, qui ont recouvré la vie.

On a vu des noyés rester plusieurs heures, plusieurs jours, plusieurs semaines, (*a*) &c. au fond de l'eau, & revivre après ce long intervale de mort.

(*a*) *Pechlinus, de vita sub aquis*, p. 131, 133, 134.

Dans tous ces sujets-là, il est évident que l'ame n'étoit point séparée de leurs organes. L'instant, où le cœur cesse de battre, le sang de circuler, les organes des sens & du mouvement de jouer, n'est donc pas celui où l'ame se sépare du corps. Le moment, qu'on regarde communément comme celui de la mort, n'est donc pas toujours l'instant destiné à cette séparation.

ART. VI. Sur l'irritabilité hallérienne.

On dira que tous ces sujets léthargiques n'étoient pas morts, que leur état n'est qu'une suspension des mouvemens vitaux, que tous les principes de ces mouvemens subsistent en eux & restent seulement comme assoupis.

Il le faut bien, puisque l'usage est établi de n'apeller vraiment morts que ceux qui n'en reviennent point; mais combien de sujets meurent pleins encore de ces principes de vie, & restent bien morts faute de causes qui réveillent & raniment ces principes. Ces apoplectiques, ces pendus, ces noyés, que l'art a maintefois rapellé à la vie, n'étoient-ils pas bien morts, si cet art leur avoit manqué? Ces animaux, que j'ai moi-même noyés plusieurs fois & ressuscités autant de fois, en leur soufflant de

Art. VI. Sur l'irritabilité hallérienne.

l'air dans les poumons, seroient assurément restés morts, si j'eusse cessé une seule fois de répéter mon opération, & quelques-uns sont restés morts en effet à la fin de mon expérience, parce que je les ai laissé dans l'état où les avoit mis l'immersion sous les eaux.

On ne sçauroit donc disconvenir que tous ces faits prouvent qu'au moins un très-grand nombre de morts contiennent en eux les principes de la vie, qu'il ne leur manque que les ressources propres à les remettre en mouvement, une simple secousse au balancier de cette admirable horloge; que dans tous ces cas le Propriétaire de cette machine, l'ame, ne l'a point abandonné, & que par conséquent le moment de la vraie mort, ou de la séparation réelle de l'ame d'avec son corps, n'est pas toujours celui, auquel on a coutume de le fixer.

Terme du la séparation de l'ame d'avec le corps.

Quel est donc le terme fatal de cette séparation? La perte totale ou la dépravation entiere des sucs & des organes avec lesquels cette substance immatérielle est liée par les loix de son Auteur.

On a vu, dans ma Physiologie, que ces sucs, ces organes sont les nerfs & leur fluide, & en général toutes les par-

Art. VI. Sur l'irritabilité hallérienne.

ties de l'animal fournies des tiſſus nerveux & empreignées de leur influence. La ſéparation de l'ame n'arrivera donc que quand ces ſubſtances médiatrices ſeront tombées dans une ſorte de diſſolution ou de dépravation, qui leur aura fait perdre les modifications conditionnelles à leur liaiſon avec la ſubſtance capable de ſentimens & de penſées.

Or il pourra arriver que des maladies affecteront tellement ces organes & ces fluides, que dans le même tems qu'ils perdront les modifications propres à donner le mouvement au cœur & aux organes des ſens intérieurs & extérieurs, ils ceſſeront auſſi d'avoir celles qu'exige leur liaiſon avec l'ame, & dans ces cas ſeuls, la mort du ſujet & la ſéparation de ſon ame, ou la mort réelle, arriveront en même-tems; mais dans tout autre cas, le plus commun peut-être, & nommément dans tous ceux que nous avons cités précédemment, & du nombre deſquels ſont les expériences faites ſur des animaux tués & coupés par morceaux, l'ame ſe ſépare de l'animal un tems aſſez conſidérable après ce qu'on apelle communément la mort.

M. Haller inſiſte, & ſon argument, qui

ART. VI. Sur l'irritabilité hallérienne.

seroit foible pour un Matérialiste, devient très-fort contre nous, mais non pas victorieux.

Objection prise de l'amputation d'une jambe dont les muscles palpitent après l'opération.

On m'ampute une jambe, dit-il, les chairs en palpitent encore, on l'emporte dans l'apartement voisin, on la disséque, on pique ses muscles, ils se contractent.... *Je ne suis point dans cette jambe.... mon ame restée entiere.... dans mon corps... n'a point d'empire sur elle, &c.* Voilà donc une *irritabilité indépendante de l'ame & de la volonté.*

Réponse.

R. Ma jambe amputée, qui est encore capable d'irritation, de contraction, & un morceau de polype séparé de l'animal, sont analogues à cet égard. Que ce membre soit dans l'apartement voisin, ou à mille pas, ou sur mon oreiller, c'est choses égales. Il n'y a point de lieu pour l'ame; encore une fois, elle n'est nulle part qu'en puissance; nous ne sçaurions fixer de distance à celle-ci; elle est par-tout où l'on a des marques de ses fonctions; & ces marques sont la sensation, la contraction. Je ne sens plus à la vérité les piquures faites à ma jambe, je n'ai plus la connoissance que j'en remue les muscles, c'est-à-dire, il ne se passe

ART. VI. Sur l'irritabilité hallérienne.

plus dans ma tête, organe des pensées, ces réflexions, ces opérations, par lesquelles j'ai la connoissance, la conscience intime qu'on pique ma jambe, & que j'en remue les muscles; parce que c'est une loi de l'œconomie animale, que ces opérations ne se fassent dans la tête, que quand des canaux matériels, nerveux, établissent une communication des fluides & de certaines modifications de ces fluides entre les deux régions, communication essentielle que l'amputation détruit. Il n'est pas même nécessaire d'employer une séparation aussi cruelle que l'amputation, pour interrompre cette communication, la simple ligature de ces canaux suffit & prouve que la seule interruption de la propagation réciproque des modifications du fluide nerveux suffit pour ôter à l'ame la connoissance d'une *irritabilité*; c'est-à-dire, d'une sensation & d'une contraction locale, qu'elle produit visiblement dans un membre qui est tout entier dans son domaine; tout entier à elle; sensation & contraction qui dépendent par conséquent encore de sa puissance dans celui même qui est séparé du corps, puisque cette séparation ne produit au

ART. VI. Sur l'irritabilité hallérienne.

fond que ce défaut de communication de canaux, qui ne fait qu'ôter à l'ame la connoiſſance intime des effets de ſa puiſſance.

Parallèle de notre opinion avec celle de M. Haller.

On a vu juſqu'ici que notre opinion eſt fondée ſur une ſuite de faits, & qu'il n'y a aucune propoſition qui ne ſoit dictée par les obſervations; comparez maintenant à ce procédé celui des partiſans de l'*irritabilité* nouvelle: Ces Sçavans, qui font profeſſion de ne ſe guider que par les expériences, par les vérités phyſiques les moins conteſtées, commencent par ſe jetter dans une diſtinction métaphyſique entre l'*irritable* & le *ſenſible*: Diſtinction non-ſeulement abſtraite & incompréhenſible, mais même révoltante. En conſéquence de cette diſtinction imaginaire, ce même Phyſiologiſte, qui affecte lui-même de fonder tous ſes Ouvrages ſur des faits, ne balance pas à nier ceux de ces faits qui ſont les plus inconteſtables, & dont l'évidence frape les yeux les moins attentifs, tel que la ſenſibilité d'un organe qui ſe contracte ſous la piquure d'une lancette, marque de ſenſibilité qu'il donne lui-même en preuve de cette ſenſation dans toutes ſes autres expériences, & c'eſt ſur ces deux fondemens qu'on éleve l'*irritabilité* ſans ſentiment, l'*irritabilité* ſans irritation.

ART. VI. Sur l'irritabilité hallérienne.

On nous vante cependant comme l'unique Phyſiologie ſatisfaiſante & ſolide celle qui admet ce principe. *La façon d'agir de l'opium*, dit-on, (*a*) *qui a enfanté tant de ſyſtêmes également opoſés & chimériques, qui a occaſionné tant de diſputes, ſans avoir pu être terminées, l'eſt enfin depuis qu'on connoît l'irritabilté; pourquoi l'opium fait-il dormir? C'eſt*, continue un des Défenſeurs de cette opinion, *en diminuant l'irritabilité*. Oh la merveilleuſe découverte! Pourquoi les anodins calment-ils les parties irritées? C'eſt qu'ils ont la vertu d'appaiſer leur irritation. *Quarè opium facit dormire! Quia eſt in eô virtus dormitiva*, répond le Sçavant Bachelier de Molieres. Qu'on compare ces deux Phyſiques, & qu'on m'en montre la différence: voilà où nous menent les expériences ſans nombre,

(*a*) Préface aux Diſſertations de M. Haller, ſur les parties irritables & ſenſibles. Lauzanne, 1755.

Art. VI, Sur l'irritabilité hallérienne.

qui ne sont que des expériences : Voilà les progrès de la méthode de nos modernes, de cette méthode qui abhorre les principes & les plans ou systêmes qu'on en déduit, qui se confine dans les effets, sans daigner consulter leurs raports avec les causes, qui substitue à celles-ci des mots, dont les plus sagement imaginés, nous laissent où nous en étions, & dont le plus grand nombre nous renvoient au berceau de la Philosophie. (*a*)

(*a*) J'observerai en passant, qu'il n'est point vrai, que le Laudanum liquide versé sur un cœur, lui fasse perdre son irritabilité, comme l'ont avancé quelques Partisans de M. Haller. Le vingt-trois Septembre mil sept cent soixante-un, en presence de quatre de mes premieres Eleves, Messieurs Read Ecossois, Moreau, la Fleche & Chandelet, François, j'ai enlevé le cœur à deux lapins. Ils ont battu long-tems dans mes mains ; j'ai coupé ces cœurs en deux parties, l'un longitudinalement, & l'autre transversalement, ils ont cessé de battre. Je les ai piqués, ils se sont contractés de nouveau. J'ai versé dessus du Laudanum liquide ; j'ai piqué, ils se sont contractés aussi vivement qu'auparavant. J'ai répété cette expérience plus de dix fois sur chaque partie de ces deux cœurs, toujours avec le même ſuccès. Il faut donc que les cœurs auxquels l'opium a fait perdre l'irritabilité, l'euſſent déjà perdue lorſqu'on a verſé cette teinture deſſus.

FIN.

TABLE ALPHABÉTIQUE DES MATIERES

CONTENUES DANS CE VOLUME.

B

Fin de la Table des Matieres.

ERRATA.

Pages 4, lignes 12. nous donne, *lisez* ne nous donne.
33, 13. liguorem, *lisez* liquoreux.
36, 3. otez la virgule après *degré*.
46, 8. Vienssens, *lisez* Vieussens.
ibid. 20. n'ait été, *lisez* ait été.
ibid. 21. n'en ait coulé, *lisez* en ait coulé.
47, 19. soit, *lisez* fût.
52, 24. ses sujets, *lisez* ces sujets.
60, 24. nous ne nous, *lisez* nous nous.
77, 15. avec les diverses, *ôtez* les.
82, 7. ôtez la virgule après extrêmités.
106, 23. arrioles, *lisez* artérioles.
116, 1. mondification, *lisez* modification.
140, 19. la crâne, *lisez* le crâne.
141, 19. mal tête, *lisez* mal de tête.
151, 7. fut, *lisez* sur.
ibid. 17. auquel, *lisez* auxquels.
159, 10. sur le, *lisez* sur la.
170, 3. cer, *lisez* cet.
178, 22. sans doute, *lisez* en doute.
181, 18. confractuosités, *lisez* enfractuosités.
184, 4. on a, *lisez* on n'a.
205, 5. la péritoine, *lisez* le péritoine.
208, 13. pituaire, *lisez* pituitaire.
216, 4. apophrisme, *lisez* apophyse.
ibid. 21. même faute.
ibid. 26. machine, *lisez* machoire.
228, 3. Casseuse, *lisez* caséeuse.
249, 20. Antiphlogistres, *lisez* antiphlogistiques.
269, 23. contre-nerveux, *lisez* centre nerveux.
277, 15. lu, *lisez* lui.
278, 13. qu'on le fit, *lisez* qu'on les fit.
288, 1. mal tête, *lisez* mal de tête.
293, 27. une virgule après notables.

Planche. I.

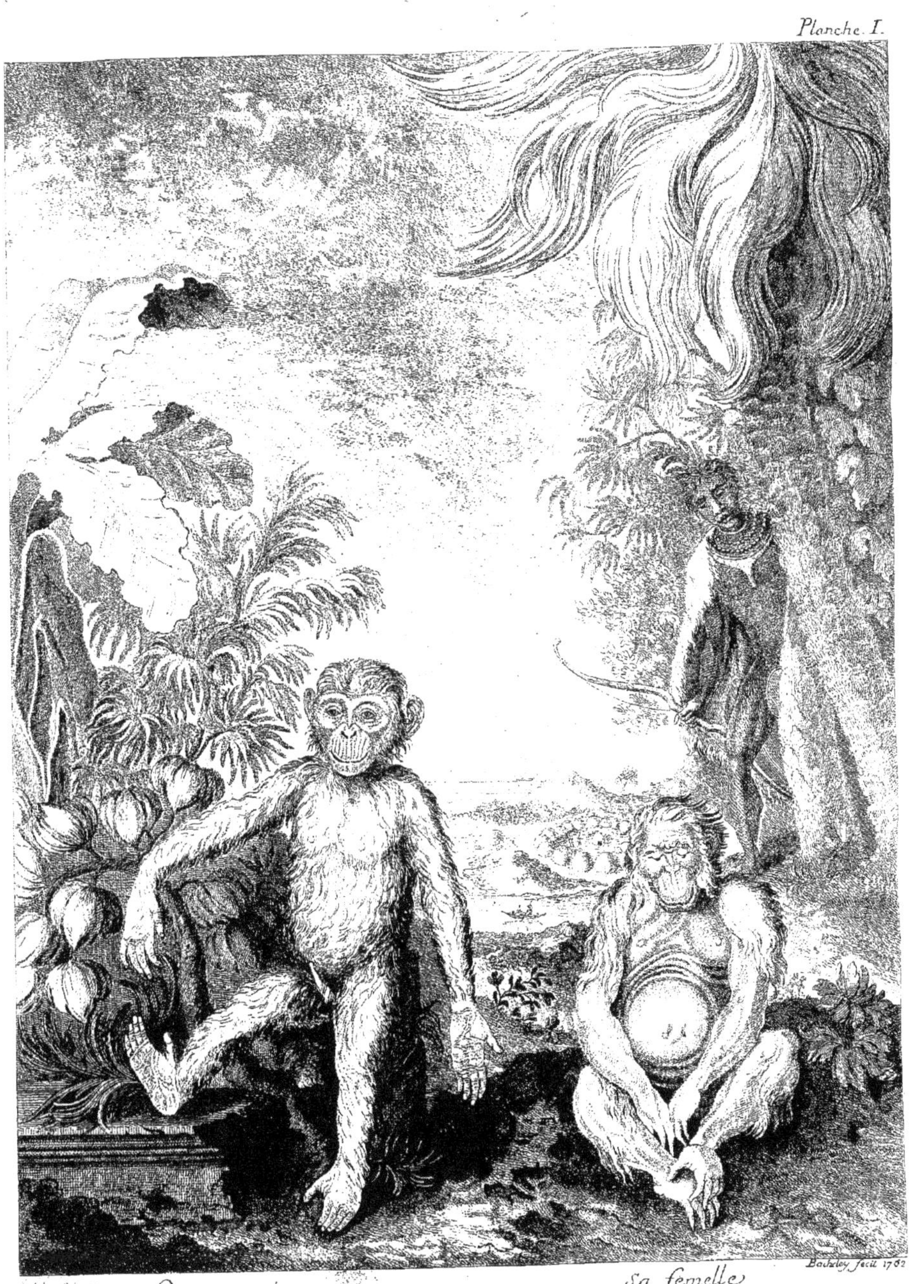

Ourang-outang

Sa femelle

Planche II.

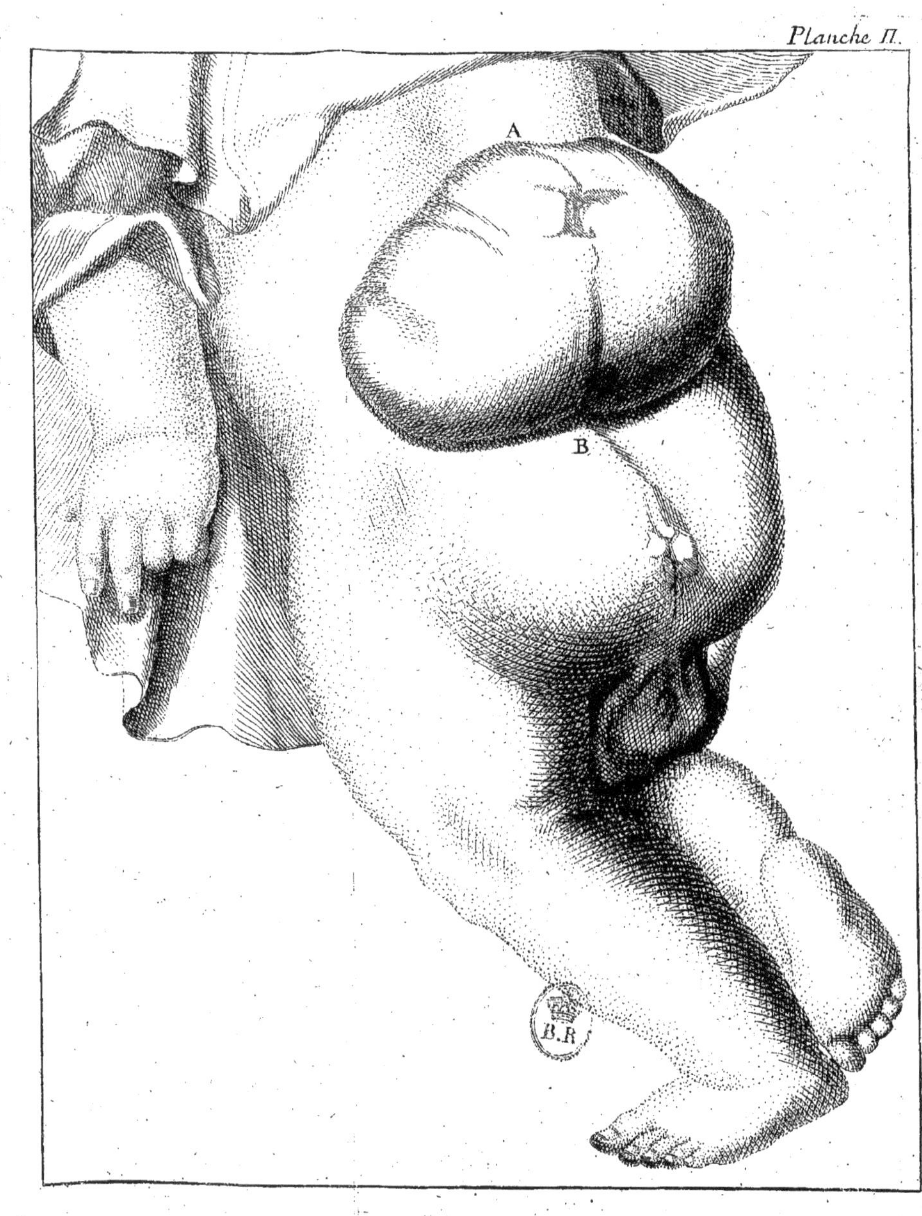

Planche III

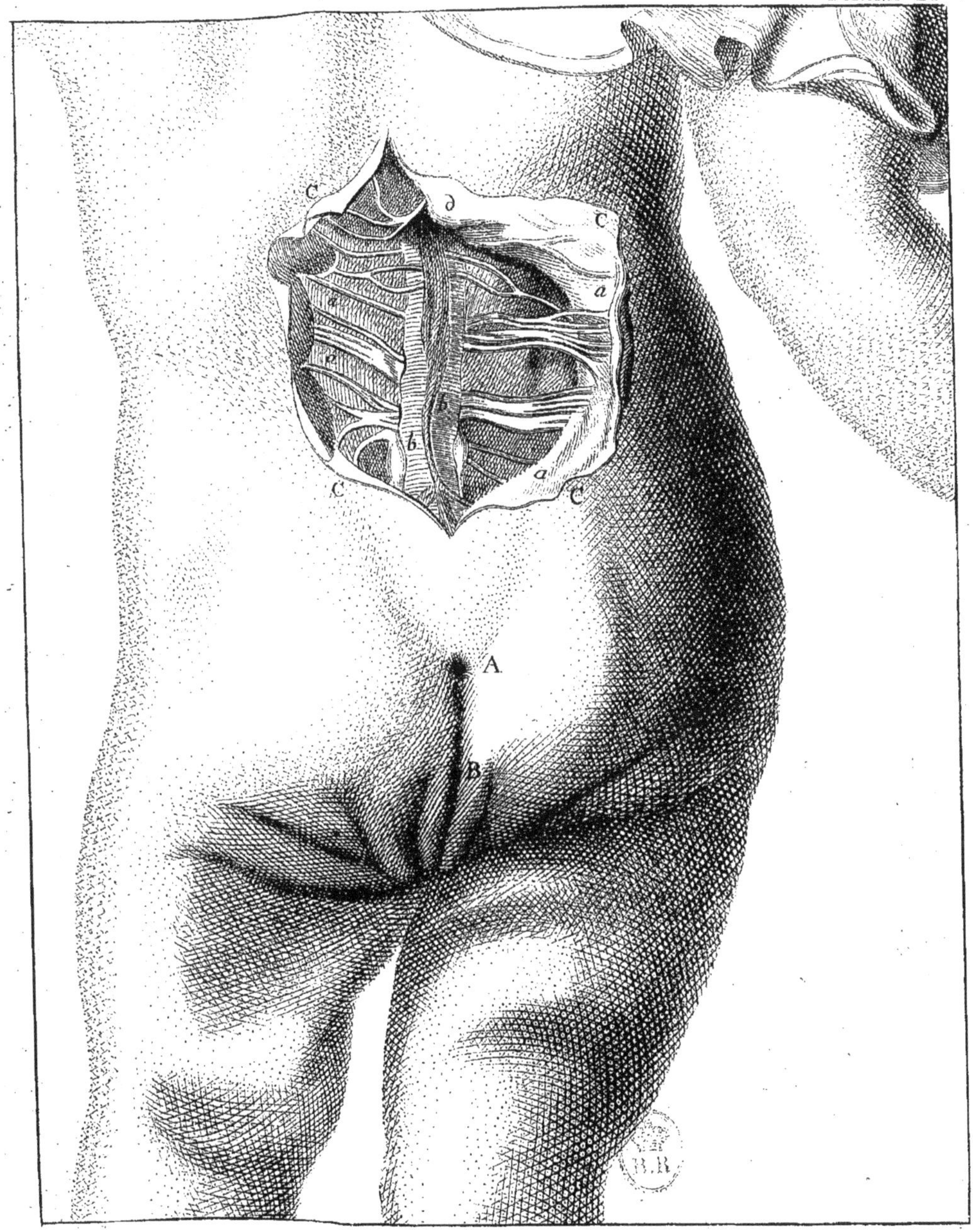

Fig. 4.

Fig. 5.

a b

Fig. 6

Fig. 7.

Fig. 8

Fig. 3.

a b c

Fig. 2

a b C A B

Fig. 1.

a b c d

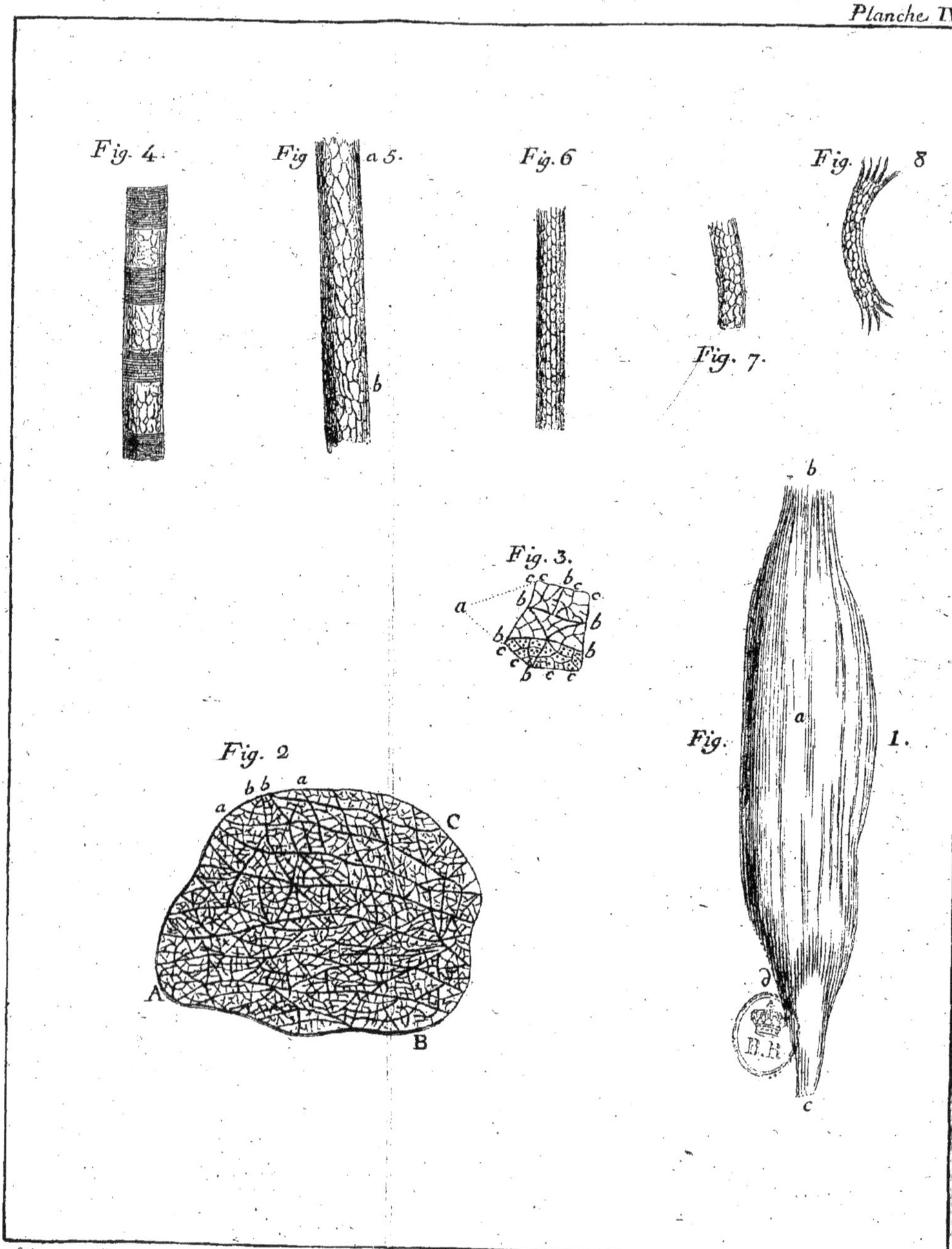

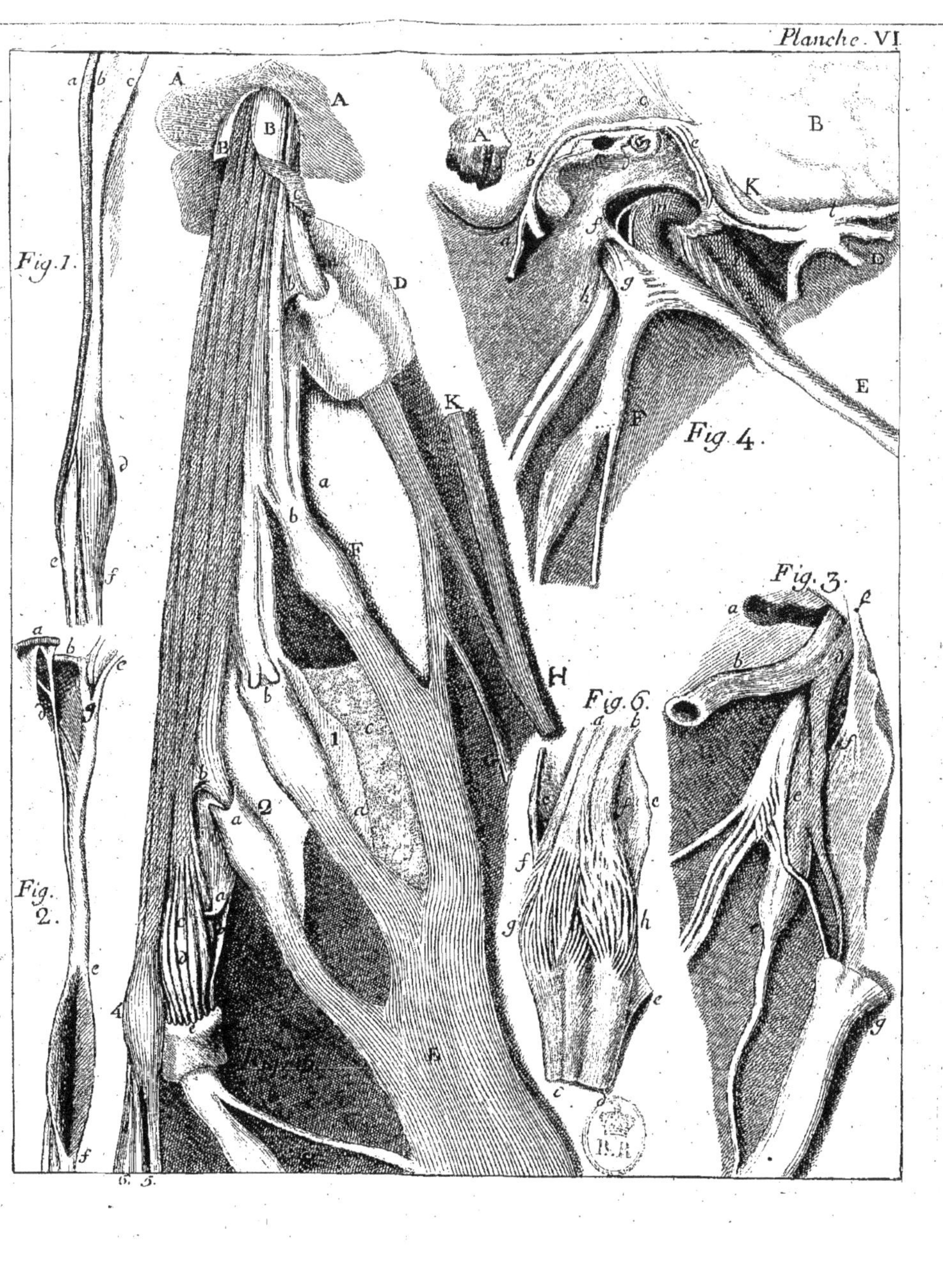
Planche. VI
Fig. 1.
Fig. 2.
Fig. 3.
Fig. 4.
Fig. 6.

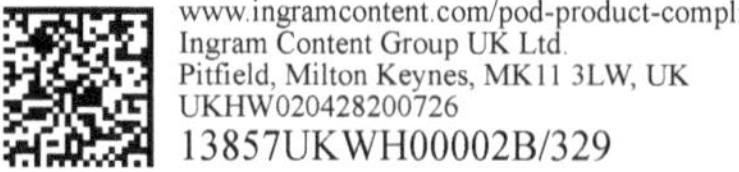
www.ingramcontent.com/pod-product-compliance
Ingram Content Group UK Ltd.
Pitfield, Milton Keynes, MK11 3LW, UK
UKHW020428200726
13857UKWH00002B/329

9 782012 931817